ねころんで読める認知症診療

「もの忘れ外来」免許皆伝

おくむらmemoryクリニック
奥村 歩

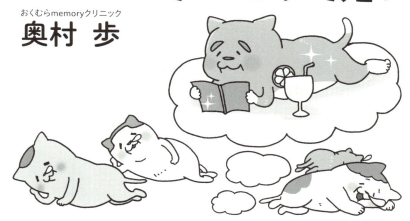

MC メディカ出版

推薦のことば

　世界一の高齢国家である日本では、すでに認知症やその前駆状態である人の数は 1,000 万人を超えたと思われる。それだけに医療現場に立つ者にとって、認知症は避けて通れない疾患になった。

　さて、認知症とは、もの忘れや注意不足に起因する生活障害を中心にする症候群である。この症候群の 2/3 を占めるのがアルツハイマー型老年認知症だ。実は、この病気に対する治療薬は 1993 年に開発されたのを最後に、四半世紀に亘って新薬が出てこない。その原因としていくつか考えられるが、一つにはアルツハイマー病といっても、いくつかのタイプがあることが挙げられる。また大多数を占める 80 歳以上の認知症では、アルツハイマー病に加えて、脳血管障害や頭部外傷などの複合病態になっているから、新しい薬が効く割合は高くならない可能性もある。

　それだけに、認知症の原因疾患を正しく診断することの重要性が強調される。その上で、適切な処方をすることになる。こうした対応の基本となるのが認知症診断である。これはオーソドックスな問診の上に、正しい脳画像診断に立脚しないとできない。脳神経外科出身である著者・奥村先生は、このいずれにも長けた認知症専門医である。それだけに本書は、まず優れた認知症診断学になっている。また著者は、早い時代から脳神経外科医出身の認知症専門医として豊かな経験を積んでこられた。しかも明るく前向きな人柄であるだけに、ややもすると「治療が難しい」とペシミスティックになりがちなこの分野であっても、患者・ご家族をあきらめさせないパワーをにじみ出される。このような特記に値する特長を備えた筆者だけに、本書は巧まずしてまさに「免許皆伝」の名に恥じない認知症の指南書になっている。

　本書をご覧になる方には、本書が必ずや認知症診療の座右の書になるものと信じる。

　　　　2018 年 8 月　東京医科歯科大学 脳統合機能研究センター　朝田 隆

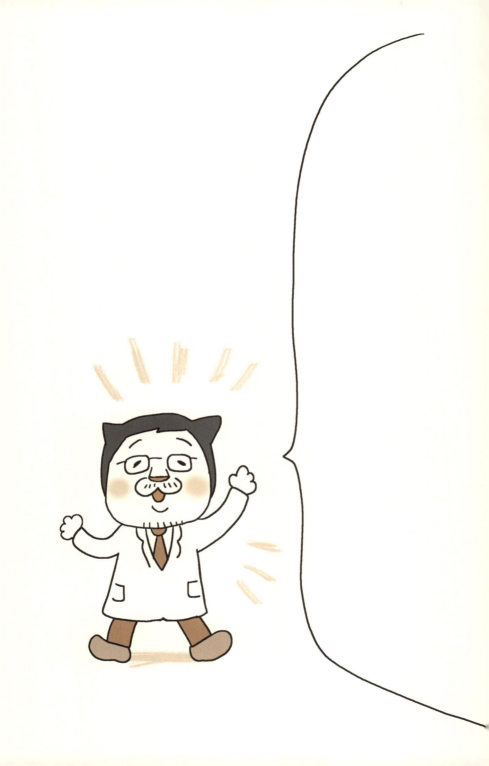

はじめに

　認知症は長らく、医療現場でも、社会でも、なおざりにされてきました。

　American Academy of Neurology が、エビデンスに基づいた認知症に関する診療ガイドラインを発表したのは 2001 年のことです。わが国でも、日本認知症学会など6学会の合同で『認知症疾患診療ガイドライン』が2010年に作成され、2017 年に改訂版が上梓されました。おざなりだった認知症診療を整備すべく、専門学会の動きが示され始めました。

　かかりつけ医の認知症診療のスキルアップを目的として、講演会や教科書も百花繚乱です。しかしながら、いまだ現場の医療実態に合った診療に関する実践的なマニュアルは極めて少ないのではないでしょうか。診療のあり方とその具体的手法はガイドラインには記載されていません。抗認知症薬の使い方を目的とした講演会でも、チャンピオンデータに基づいた、紋切り型の処方法に終始する場合が多く、実践的な「さじ加減」については語られません。

　そこで、本書では、会話を重要視した「もの忘れ外来」の診察室のライブと実用的な薬物療法を公開します。

　認知症に対して、どのような視点や意識をもって日常診療に臨んでいけばよいのか？　認知症診療で最も大切なスキルは、診察室の何気ない世間話や患者さんの仕草から、病態を喝破する洞察力です。そして、臨機応変な「さじ加減」です。本書では、「もの忘れ外来」の、そのチョットしたコツをご紹介します。

　認知症診療の現場では、煩雑な大脳心理テストや SPECT/PET のような高度先進の画像診断機器、そして最新のバイオマーカーは、ほとんど不要です。誤解を恐れずに申し上げれば、それらは、有用というより邪魔です。この 30 年、MRI/SPECT/PET などのバイオマーカーの最先端の研究者であった私が断言申し上げるのです。

　今もこれからも、認知症診療の主人公は、全人的医療を実践される「かかりつけ医」の先生方です。臓器別・疾患別医療の視点しか持たない、しかも希少な認知症専門医ではありません。

　読者の皆さまの外来診療が、より楽しく、充実することを祈ります。

　　　　　　　　　　　2018 年 8 月　おくむら memory クリニック　奥村 歩

目次

推薦のことば　3

はじめに　5

本書における医学専門用語の略称　8

第1章　「もの忘れ外来」の現場から　9
初診時のチェックポイントと問診の工夫　10
コラム①　認知症　人類の第五の宿命　17

第2章　アルツハイマー型認知症の気づきと診断法　19
特殊な認知機能テストや画像診断は不要です　20
コラム②　心は変わらない？　28

第3章　「第2の認知症」前頭側頭型認知症を見逃していませんか!?　29
アルツハイマーと少し違う!　30
コラム③　何もできなくなる？　37

第4章　「レビー小体病」の気づき　39
不定愁訴?　40
コラム④　"絶望の病"ではない!　47

第5章　「うつ病性仮性認知症」とMCI（軽度認知障害）　49
本当に認知症？　50
コラム⑤　認知予備力とは？　57

第6章　特発性正常圧水頭症の再考　59
「よく転ぶ」もの忘れ　60
コラム⑥　医者は認知症になりにくいのか？　66

第7章 一過性てんかん性健忘(TEA)と認知症　67
本当に認知症？　68
コラム⑦　学歴か？ 職歴か？ 現役か？　77

第8章 認知症以外の病態を見落としていませんか？　79
医者の目をかいくぐる「treatable dementia」　80
コラム⑧　中年時代の体型と認知症　89

第9章 認知症のMRI画像入門:専門医を超える視点　91
専門医も認知症の画像診断は苦手　92
コラム⑨　適度な運動は、健康長寿の王道　102

第10章 アルツハイマー型認知症のトピックス　103
沖縄と脳卒中　104
コラム⑩　脳トレってどうよ!?　116

第11章 認知症の薬物療法　117
抗認知症(AD)薬の特殊性　118
コラム⑪　『深夜特急』のエピソード　135

第12章 Q&A こんなときどう話す？　137
コラム⑫　スマホ認知症!?　175

索引　177
おわりに　182
著者紹介　183

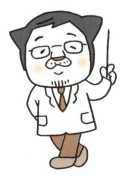

本書における医学専門用語の略称

AD（Alzheimer's disease）：アルツハイマー型認知症

BPSD（behavioral and psychological symptoms of dementia）：暴言・妄想などの認知症による行動・精神症状

BV（behavioral variant）

CBD（cortico-basal degeneration）：大脳皮質基底核変性症

ChEI（cholinesterase inhibitor）：コリンエステラーゼ阻害薬

CJD（Creutzfeldt-Jakob disease）：クロイツフェルト・ヤコブ病

DESH（disproportionately enlarged subarachnoid-space hydrocephalus）

DLB（dementia with Lewy bodies）：レビー小体型認知症

DMN（default mode network）：デフォルトモードネットワーク

DWI（diffusion weighted image）：拡散強調画像

FTD（frontotemporal dementia）：前頭側頭型認知症

HDS-R（Hasegawa's Dementia Scale-Revised）：長谷川式簡易認知機能評価スケール

iNPH（idiopathic normal pressure hydrocephalus）：特発性正常圧水頭症

MCI（mild cognitive impairment）：軽度認知障害

MMSE（Mini-Mental State Examination）

PNFA（progressive non-fluent aphasia）：進行性非流暢性失語

PSP（progressive supranuclear palsy）：進行性核上性麻痺

RBD（REM sleep behavior disorder）：REM 睡眠行動異常

RBMT（Rivermead Behavioral Memory Test）：リバーミード行動記憶テスト

SD（semantic dementia）：意味性失語

SEAD-J（study on diagnosis of early Alzheimer's disease in Japan）：早期アルツハイマー型認知症診断の多施設前向き研究

SSRI（selective serotonin reuptake inhibitors）：選択的セロトニン再取り込み阻害薬

TEA（transient epileptic amnesia）：一過性てんかん性健忘

TGA（transient global amnesia）：一過性全健忘

VaD（vascular dementia）：脳血管性認知症

WMS-R（Wechsler Memory Scale-Revised）：ウエクスラー記憶検査

第1章
「もの忘れ外来」の現場から

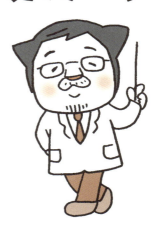

初診時のチェックポイントと問診の工夫

患者さんを診察する前に

　猛暑の日。診察室にて。図1は、ドアから診察室に入ってくる患者さんの視界です。奥の黒いすが私のいすです。手前の黒いすが患者さん専用のもの。白いソファはご家族用のつもりです。私の外来では3〜4人の家族が同伴することも多いため、長いソファを設置しています。しかしここに、患者さんが家族と並んで腰かけてしまうことも多いのです……。

　以下、医師から患者さんへの声かけや質問に沿って、日常臨床上の視点を説明します。

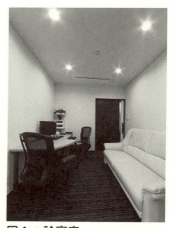

図1：診察室

入室時

私：どうぞ、○○さん。お部屋にお入りください。ご自由に、お好みのお席にお掛けください。

診療の着眼点
①患者の入室から着席するまでの仕草を観察するだけで、歩行状態、視空間認知機能、そして病識の有無について、かなりの情報が得られる。
②同じよちよち歩きでも、特発性正常圧水頭症（idiopathic normal pressure hydrocephalus：iNPH）は、脚幅はやや広くペッタンペッタンの磁石歩行となり、レビー小体型認知症（dementia with Lewy bodies：DLB）＊①に起因するパーキンソニズムでは脚幅が狭いすり足となる。

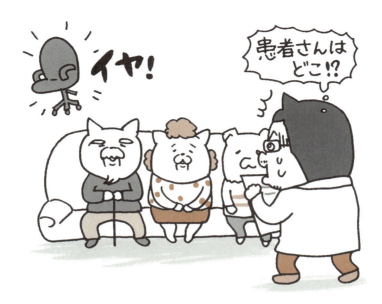

③アルツハイマー型認知症（Alzheimer's disease：AD）の患者は、ソファを選ぶ傾向がある。視空間認知に障害があると、手すりがある回転いすで位置を上手に合わせ、腰をかける際には意外に戸惑う。その点、白いソファは座りやすい。さらに病識がなく、患者扱いされるいすに座るのには抵抗があるようだ。それに対して、DLBやうつ病の患者は、心身不調による自覚があるため、医師と対面できるいすを自ら選ぶ。

④座ってすぐに腕を組んだり足を組んだりする行為は、前頭側頭型認知症（frontotemporal dementia：FTD）＊② でありがち。

⑤進行性核上性麻痺では、背筋が左右後方に傾き、姿勢が崩れがち。

> **キーワード①**
> **レビー小体型認知症**（後述4章）
> 動揺性の認知機能障害、幻視症状、パーキンソニズムなどの症状が。AD、脳血管性認知症、前頭側頭型認知症と合わせて4大認知症と呼ばれている。

> **キーワード②**
> **前頭側頭型認知症**（後述3章）
> 前頭葉および側頭葉の萎縮によって発症する認知症。若年性認知症などでも発症する場合が多い。従来のピック病のほかに、進行性失語症を呈するタイプが多い。

最初の問いかけ

私：こんにちは。○○さんですね。こちらは娘さんですか。私は奥村と申します。本日は健康

診断に御足労いただいて、お疲れさまです。まずは、○○さん。お体で調子の悪いところや、医者に相談したいことはありませんか？

診療の着眼点
①もの忘れ外来は、家族にとってはBPSD (behavioral and psychological symptoms of dementia. 暴言・妄想などの認知症による行動・精神症状）に疲弊して頼る駆け込み寺であるが、患者ご本人は病識がないばかりか、受診を受容していない場合も多い。「嫌なのに無理やり連れてこられた」という背景を汲み取る必要がある。
②病識のない患者の居心地が悪くないように、クリニックの景観には配慮がしてある（図2、3）。また、病院くさくならないように、「認知症」はもちろん、「脳神経外科」「神経内科」「精神科」という当たり前の看板もない。

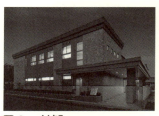

図2：外観

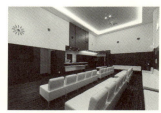

図3：待合室

次に、診察時の視点と意識について、順序を追って説明します。

まずは身体の診察から

私：では、まずは、手足の状態から診ていきましょう。利き手はどちらでしょうか？

診療の着眼点
①認知症の診療でも、その順序として身体的な診察から始めていただきたい。いきなり、記憶のチェックや長谷川式簡易認知機能評価スケール（HDS-R）を行うのは禁忌である。まずは、麻痺やパーキンソニズム・小脳失調などを察知する。他の脳神経疾患に対するのと同様に、脳神経機能、筋力や固縮・反射を診る。自然なボディタッチによって、徐々に患者さんとの間合いを詰めて、親近感を構築する。
②「利き手」を聞くのは、優位半球を推測するほかに、失語症を察知する目的

がある。語義失語＊③では、日常会話であまり登場しない「利き手」という言葉の意味がわからない。「利き手って何ですか？」と聞き返す患者も多い。

私：ところで、私の話は聞きやすいですか？ 耳は遠くなっていませんか？ 念のために、耳の聞こえのテストをしてみましょう。私と同じ言葉を繰り返しておっしゃってください。サシスセソ。はい。いろはにほへと。はい。では、猿も木から……続きをおっしゃってください。

診療の着眼点

①軽症の患者は、スムーズに、「猿も木から落ちる！」と言って笑う。失語症がある方は「落ちる」と続かない。FTD では、難聴というふれこみで補聴器まで作っていることが多い。しかし、本当は音が聞こえていないわけではない。言葉の意味が認識できないのだ。たとえ「落ちる」と続きが反射的に出てきても、このことわざの意味を問うと、「油断すると失敗する」などとたとえ話をうまく説明することができない。

②失語症の病理は、タウオパチー＊④でもFTD のみでなく、最近話題の Logopenic 型原発性進行性失語＊⑤で AD のことも多い。

私：耳の次に目の調子をみてみましょう。目の見え方に不自由はありませんか？ 私と同じように手を動かしてください。

診療の着眼点

①手指の模倣動作の整合性によって、視空間認知機能を診る。

② AD では、指キツネや指ハトをまねして作ることができなくなっている場合も多い（後述P.24）。

③ DLB や進行性核上性麻痺では、目の見え方が悪いという愁訴が多い。その背景には、視空間認知や眼球運動の障害がある。

キーワード③

語義失語（後述3章）
文を構成する最小単位である語（特に具体語）の意味（語義）が理解不能になる症状を呈する。漢字の読み書きに障害が現れる日本語特有の失語症状。

キーワード④

タウオパチー
病理像として神経原線維変化を示す神経変性疾患の総称。ADをはじめ、進行性核上性麻痺、大脳皮質基底核変性症、FTDなどが含まれる。

キーワード⑤

Logopenic型原発性進行性失語
原発性進行性失語の亜型として提唱された臨床症候群。中核症状として、自発語、呼称における換語障害、文の復唱障害が挙げられる。

第1章 「もの忘れ外来」の現場から

初診時のチェックポイントと問診の工夫

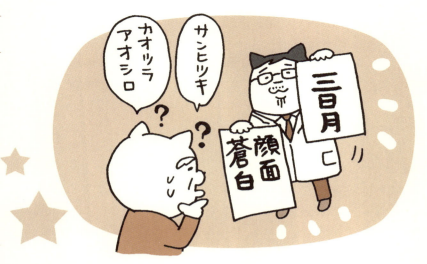

私：視力も調べますね。紙に漢字を書きますから、読んでみてください。

診療の着眼点

　まず「海」と書くと、患者さんは「うみ」と答える。それから、「海」に続けて「老」を書き、「海老」を読ませる。語義失語のある方は、「カイロウ」と読む。意味も考えて読んでくださいと促しても、患者さんは戸惑う。「土産」は「ドサン」。「団子」は「ダンシ」。「三日月」は「サンヒツキ」などと読む。この検査だけでも、語義失語は察知できる。

旬の会話

私：目も耳も老いていませんね。テレビなんかもご覧になりますかね。最近の話題で、〇〇さんの印象に残っている出来事は何ですか？　事件や災害でも、芸能関係やスポーツのことでもよいですよ？

診療の着眼点

　この診察は、2018年の韓国での冬季オリンピックの最中であった。旬の話題を誘導する。ここで、「フィギュアスケートの羽生さんが金メダルを獲った」などと具体的な出来事を再生できる方が、深刻なADであることはあり

得ない。ADの患者さんは、誘導しても、さっぱり記憶が残っていない。さらに、「私は、テレビには関心がない」「細かいことまでは覚えていない」などと、言い訳や取り繕う言動が見られがち。それに対して、近時記憶の保持が可能なFTDでは、誘導したり、ヒントを与えたりしているうちに、正解にたどりつく。そして、「馬鹿になった」「言葉が出ない」と他人事のようにひょうひょうと病識を表現しがち。

私：最近の朝ドラはどうですか？

診療の着眼点

　朝の連続テレビ小説や大河ドラマを見続けているかどうかの把握は、認知症の早期発見に有用。ADでは、記憶障害によってストーリーがつながらないため、「最近のNHKは面白くない！」といって見なくなる。前頭側頭型認知症も、失語症のため視聴を挫折しがち。

私：続いて、○○さん。この季節の旬の食べ物といったら、何が思い浮かびますか？　例えば、果物とか野菜でもよいですし。魚でもよいですが？

診療の着眼点

　「冬の食べ物」と問わずに、この季節の食べ物と問うことがポイント。この問いに「お鍋」などの旬のものを答えられれば、見当識・語想起力は保たれている。

私：みかんですか。こたつでおいしいですね。では、私がみかんのほかに二つから三つ、旬の食べ物を言いますから、しっかりと覚えてみてください。みかん、はくさい、ブリ。一度、おっしゃってみてください。では、この後のMRIなどの検査が終わって、この部屋に戻ってきて、私が「さっき覚えていただいた3つの言葉を思い出してください」と言ったら、今の3語をおっしゃってください。最後に、記憶のテストということです。

診療の着眼点

①この記憶を寝かせる時間は、もちろん、MRI検査でなくても、血液検査や体重測定などで作ればよい。典型的なADでは、検査で少し時間をかけた後に、この3語の遅延再生ができない。冬の食べ物だったという質問自体も、すっかり覚えていない。「みかんでしたか？ すいかでしたか？」と二者択一のヒントを与えても、曖昧である。それに対して、FTDでは、ヒントによって正解に至る場合も多い。

②患者のみが個室で受けるHDS-Rに対して、ソファに座っている家族に見せる劇場型の診察（図1）は、とても重要である。患者の認知機能の現状を家族に理解させやすい。記憶の低下が認識できれば、血圧などの薬を家族が管理しないといけない、視空間認知機能の低下が理解できれば、車の運転を控えさせたほうがよい、などと納得できる。

診察風景を洞察も含めて活字にするとやや長たらしいですが、実際診療は10分以内でこなせます。そして、この診察室のやり取りのみで、かなり精度が高く、認知症の病型診断に肉迫することができるのです。もちろん、事前に詳細な問診票やナースの患者・家族アンケート［次項コラム①など……HDS-RやMMSE（Mini-Mental State Examination）＊⑥］を仕込んでおいての話ではありますが。

キーワード⑥

MMSE
ADなどの疑いがある被験者のために作られた簡便な検査方法で、11の質問からなり30点満点で判定、主に記憶力、計算力、言語力、見当識などを測定するためのテスト。HDS-Rが日本の王道であるのに対しMMSEは国際的な簡易テスト。

かんたんポイント

①患者の仕草を観察して、歩行状態、視空間認知機能、病識の有無などの情報を得る。
②自然な会話の流れで、聴力・視力検査を装って失語症を察知する。
③典型的なADでは、血液検査や体重測定など「間をとる」検査後に3語の遅延再生ができない。

コラム①

認知症　人類の第五の宿命

　認知症の方とそのご家族、さらには医師を苦しめているものは、認知症そのものではありません。"認知症に対する認識の甘さと、社会に広がってきた誤った考え方"が問題なのではないでしょうか。

　物の見方や捉え方を「パラダイム」といいますが、認知症のパラダイムほど、誤解と偏見に満ちたものはないでしょう。

　パラダイムは、時代によって革新的に変化することがあります。それが「パラダイムシフト」です。天文学でいえば、天動説から地動説への変化などが挙げられます。

　今、私たち医師にも、認知症のパラダイムシフトが必要です。

　「世界一の高齢国家であるわが国では、すでに認知症やその前駆状態である人の数は1,000万人を超えたと思われる」とは、恩師、朝田 隆先生のお言葉です。この数は、認知症が、誰もが避けては通れない宿命であることを物語っています。

　長い間、「認知症は年のせいで、どうしようもない」と語られてきました。それに対し、四半世紀前にアリセプト®が世に出てからは、「認知症は脳の病気で、薬が効く」という、薬理学的な論調も台頭してきました。その後は、新薬の開発ラッシュが続くのですが、医薬品のみで認知症が制御できるという主張には、エビデンス的にも無理があることが露呈してきています。夢のような新薬はいつまでたっても登場しません。そんなものは古の中国の皇帝が不老不死の薬を期待したこととそんなに変わりません。

　認知症は、老いか？　病か？　どちらのパラダイムでも人類を救うことはできない、と思うのです。認知症を「老い」か「病」かに限定して捉えているうちは、抜本的に解決する理解と対応はできないでしょう。

　人の「生老病死」の過程で訪れる認知症は、誰もが直視し覚悟すべき五つ目のテーマになったのです。私たち医師も、認知症を医療の問題としてのみ捉えるのではなく、人生のテーマの一つと考えるパラダイムシフトが必要です。

　人は、生老病死という宿命から目をそらすことがあります。でも、人類が長年考え続けてきた結果が、科学や宗教という"偉大な英知"に集結していることを感じます。私は生老病死に加わる第五の宿命が、認知症であると思

います。その研究の歴史はとても浅く、サイエンスが始まったばかり。今後、医療の世界でも認知症と関わりながら、医師の英知を結集させましょう。

第2章
アルツハイマー型認知症の気づきと診断法

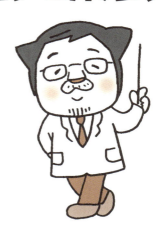

AD（Alzheimer's disease）：アルツハイマー型認知症

特殊な認知機能テストや
画像診断は不要です

30年前の診察室

　20世紀末の私事を披露します。手術の腕を磨くことしか興味がなかった大学病院時代。アルバイトの出先病院でもオペ患を見つけては手術をしていました。

　ある日、78歳・男性Fの慢性硬膜下血腫の手術を行いました。その患者さんが、退院後初めて、私が担当していた週1回の外来を受診しました。経過は良好で麻痺などはなく、歩行、会話なども順調で、人当たりが良く朗らかで、感じの良い老紳士でした。診察の最後に、その老紳士は懐中から封筒を取り出して私に言いました。

患者F：このたびは、命を助けていただいて、ありがとうございます。これは感謝の気持ちです。

　私は形ばかりの遠慮の言葉を述べながらも、結局はその封筒を受け取りました。古き良き時代のこと、今では時効ということでお許しいただきたい。

　その後、事件は発生しました。その老紳士が1週間後に再度、受診されたのです。次回の診察予定はまだ1カ月先のはずだったのに。

私：お体の具合でも悪いのですか？（雰囲気や動作からは問題なさそうなのだが）

患者F：先生に手術してもらって、絶好調です。今日はお礼をするために参りました。

　そう言ってから、また懐から封筒を取り出した！

私：いえいえ、先日、すでに過分なお心遣いをいただきました。今度は受けとれませんよ。

患者F：……？　それはそれとして、これは私の気持ちなんですよ。受け取っていただかないと、私の気持ちが落ち着きません。

　この老紳士は取り繕っているが、その表情から「ひょっとして、この人は1週間前、私にお礼をしたことをすっかり忘れているのではないだろうか？」と私は疑いました。

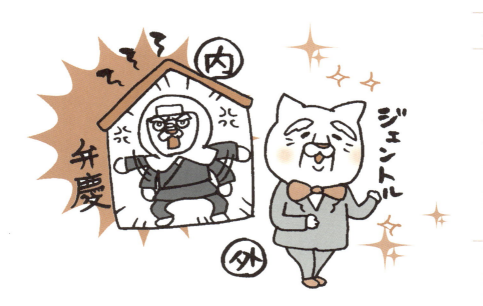

　それからさらに1週間後、三度目、外来の待合室にニコニコして腰かける老紳士の姿がありました。「やはり、これはおかしい！」と思い、私はご家族を呼び出しました。診療室に来たのは、老紳士の術前にムンテラをした見覚えがある人たちでした。
私：父上が私にお礼をしたことをすっかり忘れている様子ですが、以前より何か変わったことはありませんか？
家族：そうなんです。父はこの1年、もの忘れが徐々にひどくなっています。少し前のこともすっかり忘れているんです。良きにつけ悪しきにつけ、気になることがあると何度も同じことを話すんです。最近では「髭の先生にお礼をしなくては」が口癖です。毎日のように、今日は先生が病院に来る日かどうか尋ねてきます。さらに、私たちがもの忘れを指摘したり注意したりすると、火のついたように怒るんです。以前はとても温厚な人だったのに、実は困っているんですよ。
　私の質問に対して、ご家族は「さもありなん」とその老紳士の症候について語ったのでした。次ページのPoint ①の多くの項目が該当しました。

今日の診察室①
認知症診療の基本

　アルツハイマー型認知症（Alzheimer's disease：AD）の患者は、対外的には人当たりが良く、内弁慶になる場合が多いのです。記憶障害など中核症状から生じる「生活の不自由さ」から、家庭では様子が変わり、不機嫌（意欲の低下・うつ状態・易興奮性）になっている傾向があります。しかし、病院などでは礼節が保たれ、元気であることを装う場合が多いのです。長谷川式簡易認知機能評価スケール（Hasegawa's Dementia Scale-Revised：HDS-R）で有名な長谷川和夫先生も、「アルツハイマーらしさ」として「対人関係の態度などで、人格水準が比較的よく保たれる」と言及されています。さらにADに極めて特徴的な「取り繕い言動」があまりにも自然であるため、医師には違和感がない場合が多くあります。

　認知症に対して無知だった大学病院時代、私はADを看過していました。

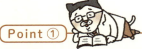

Point ①
家族が気づいたADの初期徴候"Most 10"

当院のデータから、ADの場合、家族が初期に「変だな」と気づいた徴候"Most 10"を記す。

①同じことを何度も言ったり、聞き返したりする。
②温泉に行ったことや孫の誕生日会をしたことなど、「これは忘れないでしょ」といったイベントを忘れている。
③約束事をすっぽかす。
④電話などの伝言を忘れてしまう。
⑤財布やメガネなどの探しものが増えた。
⑥道に迷いやすくなった。
⑦自動車の事故が増えた。
⑧今までやっていた趣味・外出（ゲートボール・カラオケなど）をしなくなった。
⑨うつっぽい。
⑩怒りっぽくなった。

「人は認知症になると何もわからなくなる」「何もできなくなる」「チンプンカンプンになる」と私は考えていました。ADの臨床像を大きく誤解していたのです。この慢性硬膜下血腫の老紳士は、私にADの臨床像を認識させてくれた初めての患者でした。

ADの診断の第一歩、つまり、まず気付くためには、医師には以下のように、意図的な3つのアクションが必須です。
①Point①で挙げた徴候がないかどうか、家族に患者の生活状態を能動的に聴取する。「もの忘れ外来」では家族の問診も必須である。
②診察室では最近のニュースや出来事などの話をして、患者の返答やリアクションをチェックする。
③近時記憶や視空間認知の機能を意図した認知機能テストを診察室で簡便に施行する。

③は、認知機能テストといっても、特別室で臨床心理士などが改めて行う特別で煩雑なものではありません。第1章で述べた「みかん・はくさい・ブリ」といった3語記憶などを、いかに診察室で自然に上手に行うかということなのです。もちろん、運転免許に関する書類や成年後見人の書類の作成には、正式な認知機能テストが必要なことがあります。当院では、認知機能検査としてはMMSE（Mini-Mental State Examination）を、さらに、軽度認知症（mild cognitive impairment：MCI）の客観的指標としてリバーミード行動記憶テストを施行しています（Point ②）。抗認知症薬の中核症状に対する薬物効果の判定としては、ADAS-J（study on diagnosis of early Alzheimer's disease in

Point ②
リバーミード行動記憶テスト（後述 P.53）

　日常の生活の疑似空間を検査室に作り、エピソード記憶の検査をする。AD・MCIで特徴的に障害される近時記憶・展望記憶が把握できる。
　国際的に標準的な記憶検査としては、ウエクスラー記憶検査（Wechsler Memory Scale-Revised：WMS-R）があるが、リバーミード行動記憶テスト（Rivermead Behavioral Memory Test：RBMT）は、WMS-Rと比較しても鋭敏かつ、簡便なテストである。

Japan）などを施行しています。しかし、正式なテストを施行しなくても、そのエッセンスの一つでも、先生方の診察室で、取り入れていただければ強力な武器となることでしょう。さらに記憶障害と並んで、ADやレビー小体型認知症（dementia with Lewy bodies：DLB）に特徴的な中核的症状が、視空間認知障害です。自動車の運転などで大きな問題となる脳機能であるため、しっかりと洞察していただきたいものです。

　第1章でも記したように、院内での患者の行動観察（ドアの開け方、いすへの腰かけ方、MRI検査時の着替え方など）でも、視空間認知機能を把握できます。さらに診察室では、立方体などの図形模写や「10時10分」の丸時計を書いてもらう描画テストの追加が望ましいでしょう。キツネやハトなどを模倣する手指テストも有用です。Point ③に手指テストの一例を示します。これは、私の恩師である朝田 隆先生に教わったテストです。

今日の診察室②
アルツハイマーらしさ

　日々、流れゆく時間と移ろう空間に身を置きながら自分を確認している私たち。見当識を働かせ、刻々と変化する環境に対応するため、新たな出来事を海

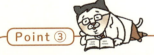

手指テストによる視空間認知の診方

　手指テストを行う際は、「まずは合掌（A）。続いて左右の親指と小指の先っぽだけを付けて両手指を開いてください（B）。この状態から右手だけ回転させて、左手の小指に右手の親指を左手の親指に右手の小指を付け替えてください（C）」と説明するとよい。

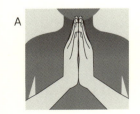
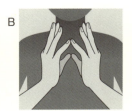
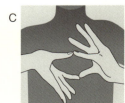

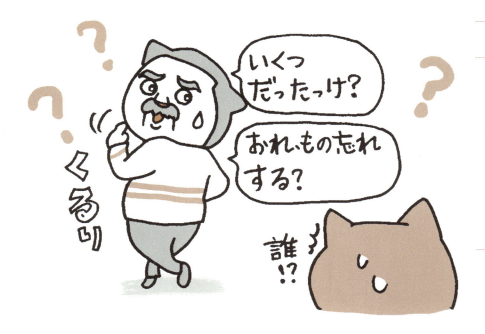

馬に刻み付けながら生きています。ADで最も特徴的なのが、近時記憶を形成するこの脳機能の衰弱です。本書でも今までADの気づきと理解のために、この機能の把握の重要性について記してきました。ここでは、ADの気づきと理解にとってさらに大切な違う角度からの視点を紹介します。それは、会話の内容や認知機能テストの結果そのものではなく、患者のリアクションの仕方です。ここに焦点を当ててみましょう。すなわち、患者の言動や態度に「アルツハイマーらしさ」があるかどうかが重要なチェックポイントとなるのです。典型的なADの患者は対人関係を保持するために、その場をもっともらしく取り繕い、場合わせ的になるという極めて特徴的な言動を示します。

　まずは、診察室でよく認められる「アルツハイマーらしい」言動を示します。

1）年齢の質問に対する言動
私：おいくつ（何歳）ですか？
患者A：もういい年です。
患者B：長く生きすぎて、ここのところ年を数えていません。
患者C：いくつだったっけ？（と言ってから、同席の家族を振り返る）

2) 最近のニュースの質問に対する言動

私：最近のテレビニュースで印象に残っている出来事は？

患者D：急に言われても、緊張して思い出せません。

患者E：最近のテレビは面白くないから見ていません。

患者F：たくさんのニュースがあるから、一つだけ思い出すことはできません。

3)「もの忘れ」の質問に対する言動

私：「もの忘れ」はしますか？

患者G：この年ですから多少は。暮らしには困っていません。

患者H：大事なことは忘れません。

患者I：どう？ 私、もの忘れする？（と言ってから、同席の家族を振り返る）

　典型的な AD では、上記のように極めて特徴的なリアクションを患者さんが示します。総じて、対人関係を保とうとして、上手に取り繕った返答です。認知症診療経験の浅い医師には、違和感を生じさせないくらいの。前述した慢性硬膜下血腫の老紳士も、今になって考えればとてもアルツハイマーらしかったのです。上記 **1)** と **3)** で見られる「振り返り現象」＊① も特徴的なサインです。さらに、**3)** では病識がないことも診てとれます。病識が希薄になったり、あるいは健康を装いたがったりするのも、「アルツハイマーらしさ」の一つです。

　AD 患者が愛想良く、人との接触性が保持され、もっともらしいが場合わせ的な反応で、時に取り繕いを感じさせる印象について、認知症診療の先駆者たちは「アルツハイマーらしさ」という言葉で表現してきました。

　日本における認知症診療のカリスマ的な先駆者を起源として、現在、「もの忘れ外来」にて日々多くの患者を診ている医師に引き継がれている「アルツハイマーらしさ」という概念＊②は、臨床の実用的な共通認識となってきています。

　「アルツハイマーらしさ」は従来、心理的な文脈で解釈されてきました。つまり、AD の中

キーワード①

振り返り現象
AD患者が家族と同席して診察を受ける際に観察することができる、アルツハイマーらしい徴候の一つ。患者が医師の質問に対して気の利いた返答を思いつかないとき、医師から視線を外して、同伴の家族のほうを振り向いて話題を振る現象。

核障害によって支障を来し始めた人間関係を何とか保とうとする患者の「葛藤の姿」であると説明されてきたのでした。「人に変な目で見られたくない」「病人扱いされたくない」「場の空気を悪くしたくない」「周囲から取り残されたくない」というAD患者の心理的機転が生み出すcoping skillであると解釈されてきたのです。近年、この「アルツハイマーらしさ」をneuroscienceの言葉で説明できる可能性を秘めた新しい知見が話題になっています。それが、デフォルトモードネットワーク（default mode network：DMN）という概念です。DMNについては、第10章にて、最近のAD研究のトレンドと合わせて紹介します。

> **キーワード②**
> **認知症診療の先人が記した「アルツハイマーらしさ」**
> 小阪憲司「一般に愛想が良く、人との接触性が良い」
> 田邉敬貴「取り繕い・場合わせ反応」
> 長谷川和夫「対人関係の応対や周囲の事象に関与しようとする態度の保持」
> 松下正明「対人接触の"もっともらしさ"人格の形骸化」

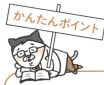

① ADの患者は対人関係の接触性が保持され、愛想が良い傾向がある。通常の外来診療のみでは、医師には違和感がなく、認知症であることに気づきにくい。
② ADに気づくには、家族からの聴取により、近時記憶や視空間認知の障害による日常生活での徴候を把握することが必須である。
③ ADの診断には、認知機能を診る会話や動作での自然で簡便な認知機能テストが重要である。
④ 礼節の保たれた、もっともらしい患者の言動から、「振り返り現象」や「取り繕い・場合わせ反応」など「アルツハイマーらしさ」を洞察することが、ADの気づきになる。

コラム②

心は変わらない？

　認知症の誤解で最も怖いのは「人格が崩壊する」「その人の心まで、すっかり変わってしまう」といったものです。

　76歳のSさんは、2年前から「もの忘れ」が目立つように。昨日の出来事も、先ほど話したことも、すっかり忘れてしまう状態で、ADと診断されました。

　3世代の家族と過ごしていても、ボーッとして元気がない。ところが、「もの忘れ」を指摘されると、火がついたように、キレる、怒る……。

　家族は「認知症が、父をすっかり変えてしまった」と思い込み、腫れ物に触るかのように、よそよそしくなりました。

　そんな、ある日の夜。Sさんの幼い孫が、ひどい腹痛に。子どものただならない痛がりように、両親は戸惑いながら、慌てふためいてしまいました。

　その時、異様な気配を感じたSさんが寝室から現れました。そして、「この痛がり方は、お前（Sさんの子・35歳）が小学生のころ、盲腸（急性虫垂炎）を切った時と似ているな。すぐに外科の医者に連れていかないと」と言ったのです。Sさんのアドバイスに従って緊急入院した孫は、無事に治療を受けることができました。

　後日、Sさんは「お前が盲腸になった時は、母さん（妻）と一緒に心配してなあ。一晩中、眠れなかったよ」と。急性虫垂炎になった本人ですら忘れてしまっている昔のことを、認知症のSさんが鮮明に覚えていた事実に、家族はとても驚きました。そして、気がついたのです。「Sさんは認知症になっても、家族を思いやる気持ちは決して忘れていない」ということを。

　その後、家族は"Sさんとの絆"を大切にするよう、接し方を変えました。すると、Sさんは再び、温厚で元気な姿を取り戻していったのです。

　つまりは、人は認知症になっても、「家族や周りの人々と仲良く暮らしたい」という思いは変わりません。その人らしい心は"深海に沈んだ宝箱"のように隠されているだけなのです。

　「認知症は不便だけど、不幸ではない」──これは、認知症の方のご家族から伺った言葉です。「認知症と関わって、より豊かになった」という境地に至るには、苦難の道のりがあるでしょう。私が本書で、医師に一番に伝えたいことも同じです。医師にとって認知症の世界に足を踏み入れることは大変かもしれない。しかし、「認知症を知り、考えることで、先生方の医療はより充実する」ということです。

第3章

「第2の認知症」前頭側頭型認知症を見逃していませんか!?

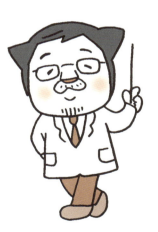

FTD (frontotemporal dementia)：前頭側頭型認知症

アルツハイマーと少し違う!

今日の診察室

本日の患者さんHは72歳、男性。もの忘れ、会話がかみ合わない、易興奮性で、家族が困り果て、かかりつけ医から当院に紹介。

私：Hさん。こんにちは。今日は健康診断をさせていただきます。医者に相談したい、お体の悩みはございませんか？
患者H：ございません。（と言って、腕組みをする）
私：そうですか。先ほどの看護師がうかがった問診では、膝がお悪いそうですが。
患者H：膝は悪いです。（と言って、足を組む）
私：最近のテレビでやっているようなニュースで、印象に残っている出来事はありますか？
患者H：ありません。
私：もの忘れは、気になりますか？
患者H：気になりません。

診療の着眼点

①愛想が良くなく、こちらに心を開いていない。そっけない印象を感じる。腕組みや足組みがその印象を強くする。一診（一見）では、アルツハイマーらしくない。(P.26参照)
②会話が膨らまない。こちらの問いに対して誠実に考えたり、言葉を選んだりしないで、質問者と同様の言葉を繰り返す（反響言語）。このそっけない態度は、前頭側頭型認知症（frontotemporal dementia：FTD）の「考え無精」と称される徴候の可能性がある。

さて、初診も中盤に至り、私が失語症のチェックを施行しようとした矢先に、

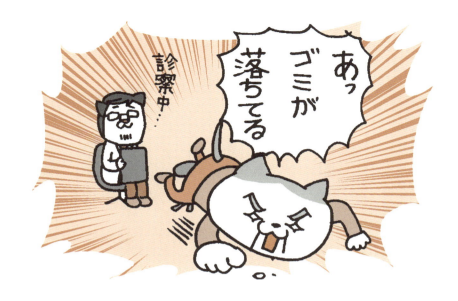

背後の看護師がボールペンを落としました。Hさんは、すかさずいすから離れて、そのボールペンをまるで子どものようにうれしそうに拾ったのです。

診療の着眼点

　FTDの患者は、外界の刺激に過剰な反応を示す。診察中であれば、看護師がものを落としても黙視するのが普通の態度であろう。ところが、FTDでは目についたものに過剰にリアクションする特徴がある。そのほかにも、診察中に床に落ちているごみを拾ったり、机のインクの汚れを拭いたりする。医師と同じ言葉を繰り返す反響言語や、医師と同じような動作をする模倣行為が見られることもある。これらは、「被影響性の亢進」とも称される徴候である。

失語症のチェック

私：ことわざを途中まで言いますから、続きを言ってください。猿も木から……。
患者H：さるもきから……。

私：弘法も筆の……。

患者H：こうぼうもふでの……。

私：このことわざの意味は？

患者H：「いみ」って何ですか？

私：これは何ですか？（鉛筆を見せて）

患者H：ペン。

私：読んでください。（「海老」という漢字を見せる）

患者H：カイロウ。

診療の着眼点

①Hさんは、音は聞こえていて難聴ではない。「失語症」＊①なのだ。

②娘さんによると、Hさんは耳がかなり遠いので補聴器を作ったらしい。しかし、その後も会話はかみ合わなかったらしい。当然である。

③FTDの語義失語では、聞き言葉だけでなく、物品の呼称や読み言葉を理解することも苦手になる。

④長谷川式簡易認知機能評価スケール（Hasegawa's Dementia Scale-Revised：HDS-R）などは会話ベースのテストである。5つの物品や野菜の想起は、単なる記憶のテストではなく、失語症に鋭敏なのである。日常生活動作（activities of daily living：ADL）が自立しているのにHDS-Rが低得点の認知症患者は、総じて失語症を抱えているケースが多い。

> **キーワード①**
>
> **失語症**
> 脳卒中の失語症は、発語の非流暢性に焦点が当たった運動性失語症が中心となる傾向にある。これに対して、変性疾患が病因となる失語症はその中核となるイメージが異なる。認知症の語義失語では、「言葉のニュアンスが伝わらない」「会話がかみ合わない」など、コミュニケーション能力の低下といった形で現れやすい。

家族の気持ちのチェック

私：何が一番おつらいですか？

患者Hの娘：お父さんの人となりが変わってしまったことです。温厚な人だったのに。些細なことでキレて、よく怒鳴るようになったんです。

私：いつも、イライラして、怒っているのですか？

患者Hの娘：いえ、機嫌が良いときは良いのです。何かをしようとしている

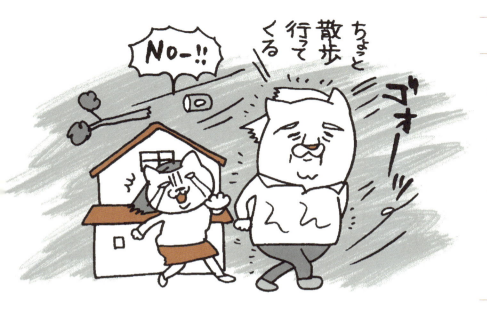

ことを止めたり、注意したりすると怒るんです。先日も台風の中、いつものように散歩をして、パチンコに行こうとするのでやめさせようとしたら、火のついたように怒って手まで出るんです。

診療の着眼点
①「毎日、決まった時間に同じコースを散歩して、その途中のコンビニエンスストアで同じお菓子を買ってくる」（時刻表的生活）、「何を質問しても、まとまって同じ話で返してくる」（オルゴール時計症状）などは、FTDに見られる「常同行動」と呼ばれる前頭葉症状である。患者はこれらの言動を制されると不機嫌になる。
②散歩やパチンコが楽しめること、視空間認知が保持されていることから、ADの重症例ではない。
　MRIでも、前頭側頭葉の萎縮が右より左に強く診られた。

　以上、症候学から、本症例はADよりFTDの病理が大きく関与しているものと考えました。その結果、前医での〈アリセプト®10mg、メマリー®20mg、抑

肝散3包〉から、〈リバスタッチ®9mg、ジェイゾロフト®25mg（夕）、ウイン
タミン®3mg（朝）、3mg（昼）、5mg（夕）〉へと処方を変更しました。また、デ
イサービスも集団対応からST（言語聴覚士）による個別対応に切り替えました。

＊保険診療・白黒型思考では、FTDに有効な薬物は、この世では存在しません。
しかしながら、認知症の病理は、ほとんどが混合です（第11章参照）。そこを
鑑み、患者さん目線・病理・保険診療のバランスをとっていくのが臨床医のや
りがいというものです。

診療の着眼点

①FTDに対して重症のADを想定した薬物療法がなされると、効果がないばか
りか、興奮性などが増長され、ADLが低下する場合がある。
②FTDにエビデンスレベルが高い特定の薬物療法はない。デイサービスの充
実など、非薬物療法が中心となる。しかしながら、現場ではケース・バイ・ケ
ースの「さじ加減」によって患者・家族のADLに貢献できると確信している。

FTDの分類

　1892年のピック病（Pick's disease）＊②の最初の報告を源流とし、FTDの
疾患概念は大河に至っています。近年の研究の日進月歩により、その疾患概念
の変遷は著しいです。
　現状として、病理には捉われずに臨床症状を重視して、下記のとおり、FTD
のサブタイプとしての3分類が主流になっています。
①意味性失語（semantic dementia：SD）：語義失語を主体としたグループ。と
ても頻度が多いです。
②進行性非流暢性失語（progressive non-fluent
aphasia：PNFA）：運動性失語を主体としたグ
ループ。珍しいです。
③Behavioral variant（BV）：脱抑制など前頭葉
症状を主体としたグループ。古典的なピック病
としてイメージされるタイプです。

キーワード②

ピック病
前頭葉と側頭葉が特異的に萎縮
する、前頭側頭葉変性症に対する
古典的な病名。現在では、神経
細胞内にピック球が現れる病変を
伴う、病理学的診断に基づく概念
となった。

この分類は、あくまでも FTD という共通の概念をもった疾患のサブグループです。どの症例も、進行によって①〜③の臨床症状が合併・混在してくると認識することが重要です。

「第 2 の認知症」：FTD を念頭に

今回示したような FTD のケースは後を絶ちません。典型的な AD やレビー小体型認知症（dementia with Lewy bodies：DLB）の対応は、かかりつけ医の尽力で可能であり認知症専門医を受診する必要はない場合が多いです。こじれるのは、FTD の病理が強いのに AD の対応を受けているケースなのです。

FTD では、生活能力は保持されているにもかかわらず、HDS-R などの机上のテストでは失語症のため成績が悪いことや、暴言・暴力などの問題言動を呈しやすいことから、重症の AD と誤解されがちです。よって、この頻度が高いわりに見逃されています。

FTD は、レアな認知症ではありません。「今までの常識として頻度が低い」という風説が問題なのです。FTD に詳しい大阪大学教授の池田 学先生の過去の統計データでは、FTD は認知症の 12.7% を占めると報告されています。患者は、その専門家のところに多く集まるという傾向があります。私どものような「もの忘れ外来」の臨床実感では、FTD として対応するのが妥当な認知症は、少なく見積もっても池田先生の統計データ以上であると感じています。昨今、DLB を啓発する風潮もあり、DLB がアルツハイマーに次いで頻度が多く、DLB を「第 2 の認知症」と称する場合があります。しかしながら、昔から頻度が高いわりに看過されたり、AD と混同されたりしがちな FTD こそ、本書では「第 2 の認知症」と呼びたいのです。

語義失語とピック感

故・田邉敬貴先生は、FTD の診断は難解ではなく、「ヒトミで解る認知症」と話されていました。この「ヒトミ」は瞳孔のことではなく、「一診（ひとみ）」という意味です。つまり、FTD は何回も再診したり、煩雑な画像診断や認知機能テストをしたりしなくても、1 回の診察で診断できるという趣旨のこ

第3章 「第2の認知症」前頭側頭型認知症を見逃していませんか!? アルツハイマーと少し違う！

とをおっしゃっておられたのです。

その気づき・診断の背景となるのが、FTDに特徴的な語義失語とピック感です。

語義失語とは、言語や文の意味の理解の障害です。「爪楊枝」という漢字を見せても、読めない。「ツマヨウ……」とヒントを与えても、「ツマヨウジ」と補完することができない。日本語の漢字は表音文字であると同時に表意文字ですが、語義失語では表意文字の理解ができません。そのため、意味不明のまま「海老」を「カイロウ」と読み、「土産」を「ドサン」と読むのです。「猿も木から落ちる」などのことわざやたとえ話の意味が理解できないのです。

さらにFTDの「気づき」として田邉先生に教わったのが、「ピック感」という概念です。FTDの患者を目の前にしたとき、その言葉遣い、表情や態度から、医師が受ける感じ。挨拶をしない、心を開かない、医師のことなど眼中にない「素っ気ない」といった感じ。これらは、愛想が良い「アルツハイマーらしさ」とはまるで反対なのです。失語症や考え無精によって、会話がかみ合わないこと、さらに、行動や感情を抑えきれない脱抑制により、腕組みなどの「わが道を行く」態度。これが顕著なケースでは、診察中に出て行ってしまう「立ち去り行動」が観察されるのです。FTDの患者さんを前にして、診察する医師が患者さんとの共感が持てない、医師の心中にも何か乱された感じが生じます。そして、医師が感受したこの違和感こそが診断の気づきとなるのです。田邉先生は、これを「ピック感」と称したのです。

かんたんポイント

① FTDを「第2の認知症」と理解して、ADと鑑別することが重要である。ADとして対応していて、臨床的にも暗礁に乗り上げた際には、あらためてFTDの病理を疑う視点が重要である。

② 患者の態度（「わが道を行く」態度、考え無精など）や、かみ合わない会話から、ピック感を感受することが、FTDの気付きの第一歩である。

③ FTDの診断では、特徴的な語義失語や常同言動、外界の刺激への過剰な反応、脱抑制などの前頭葉症状の把握が重要である。

コラム③

何もできなくなる？

　認知症になると「すべて忘れ、何もできなくなる」というのは大きな誤解です。

　73歳のTさんは大衆食堂のご主人。50年近く磨き続けた職人技・サバのみそ煮込み定食や目玉ハンバーグは、常連さんから大好評でした。

　そんなTさんが、客の注文と違うメニューを作ったり、釣り銭が間違っていたりと、次第に異変を起こしたのです。

　一緒に食堂を経営している息子夫婦は、Tさんの"失態"に困り果てました。

　そして、Tさんを病院に連れて行くと、「アルツハイマー型認知症」との診断が。「少し前の出来事や聞いたこと、話したことなどを忘れてしまうので、日常生活は要注意」と言われたそうです。

　さらに、「食の安全が求められ、金銭のやり取りをする、店の現役継続は難しいのではないか」という見解を受け、引退に追い込まれてしまったのです。

　その後、息子夫婦が店を切り盛りするも、「味が落ちた」「居心地が悪くなった」などの理由で、次第に客足が遠のいていきました。生活に困った息子は、「おやじ、助けてくれ」と。

　そして、認知症の記憶障害で生じる諸問題は、息子夫婦がさりげなくフォローするようにしたことで、Tさんは食堂への復帰を実現しました。

　「Sさんは濃い味がお好きだから、しょうゆをもう1さじ」「あの方はネギがお嫌いだから抜いて」など、生き生きと仕事に戻ったのでした。

　作業は少しの手助けさえあれば、至ってスムーズ。戻ってきた常連さんは、「この味！」と喜びました。カウンター越しのおやじのほほ笑みが、昔からの"スパイス"のようです。

　息子夫婦は分かったのです。「認知症になっても、職人魂は健在である」ということを。

　認知症になると、最近の記憶を忘れて不自由になります。でも、認知症の早期はもちろん、かなり進行しても、長い期間に身に付いた「知識・技・その人らしさ」までを奪われることはないのです。

第4章
「レビー小体病」の気づき

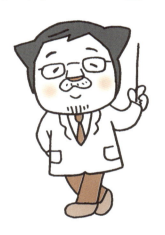

DLB（dementia with Lewy bodies）：レビー小体型認知症

不定愁訴?

今日の診察室

　患者さんSは、76歳の男性。1年前から、頭痛・めまい・ふらつき・認知機能障害で脳神経外科を受診。さらに、目のぼやけで眼科、胃部不快感・便秘で内科、不安発作・不眠・うつ状態で精神科受診とドクターショッピングをしていました。その末、当院を受診しました。

私：こんにちはSさん。今日は健康診断をさせていただきます。どこかお体の調子が悪いところはありますか?
患者S：どこもかしこも悪いんです。

　その表情は覇気がなく、仮面様顔貌＊①で、動作も鈍く「アルツハイマーらしさ」や「ピック感」は認めない。

家族：半年前くらいからボケ始めて、頭痛やめまいの訴えもあり、他の脳神経外科に連れて行ったんです。しかし、検査の結果は異常なしだったんです。

　確かに、持参されたデータでは、MRIでは器質的な疾患は認めず、早期アルツハイマー型認知症診断支援システム（voxel-based specific regional analysis system for Alzheimer's Disease：VSRAD）の判定も、海馬傍回の萎縮はなし。S国医学的精査は、レビーに否定的（Point ①②）。長谷川式簡易認知機能評価スケール（Hasegawa's Dementia Scale-Revised：HDS-R）は26点であった。幻視やREM睡眠行動異常はなく、レビーも否定的。これらの所見から、この患者さんは、「認

キーワード①

仮面様顔貌
無表情となり、まばたきも少なく、一点を見つめるような顔つきが特徴。パーキンソン症候群の3大症候である運動緩慢、無動症の一種である。DLBの場合、パーキンソン病の典型的な「能面様」というよりは表情が暗く、苦悩に満ちた「うつ病様」の表情を呈していることも多い。

知症のスペクトラムではない。病理はない」と診断されてしまった！

家族：しかし、その後も、ぼんやりと過ごすことが多くなって。はっきりしているときもあるんですが、波が大きいです。病院での診察時なんかは、わりとしっかりしています（認知機能の動揺性）。めまいや便秘がひどく（自律神経症状）、食欲不振で、胃カメラもしています。

私：精神科にも通院されていますね？

家族：はい、うつ病みたいになって、夜も眠れないみたいで。急に胸が苦しくなるパニック発作も起こしています。ボケも進んで、妄想めいたこともありますから（先行する精神症状）。

私：目も悪いのですか？

家族：はい。「目がぼやける」と言いまして。眼科で両目とも白内障の手術をしたんですが、良くなってないみたいです（視機能の障害）。

　安定剤などの副作用もあるのか、最近は、ふらついてよく転んでしまいます（薬剤の過敏性）。

　患者さんの歩行は、前かがみの small gait。軽度筋固縮も認め、パーキンソニズムと判定。さらに認知機能検査では、手指テストや描画テストで視空間認知機能障害＊②を認めました。

　臨床経過・症候学が典型的なレビー小体病（Point ①）を示しました。Point ②で示したように、多彩な核医学的手法が、DLB の診断に、少しは有用ではあります。しかし、これらはあくまでも補助的なツールに過ぎません。DLB のみならず、認知症の診療の本道は症候学です。

　しかしながら、最近の臨床や学会での風潮として、認知症や神経画像を知らない精神科医・神経内科医であればあるほど、その診療で核医学に過剰に依存する傾向があります。そのような、症候学をないがしろにする姿勢を、私は危惧しています。

　人の振り見てわが振り直せ。皆さまには、認知症診療の王道を進んでいただくことを祈念しています。

処方薬の変更

今までの処方薬は、メマリー®20mg・ジェイゾロフト®100mg・ドグマチール®（100mg）3T・ガスター®1T・アキネトン®・デパス®・ハルシオン®・リスパダール®・パントシン散と酸化マグネシウムであったのを、レビー小体病を想定して、処方薬をアリセプト® 5mg・レクサプロ® 10mg・抑肝散5g分2・ルネスタ® 2mgに変更した

> **キーワード②**
> **視空間認知機能障害**
> 視力が障害されていないにもかかわらず、顔や物品の認識、物品を見つける能力、簡単な道具の操作に支障がある状態。自分の身体と外界との間合いがとりにくくなる。

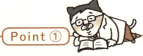

Point ① レビー小体病

　レビー小体とは、加齢にも伴い、全身に沈着してくるα-シヌクレインと呼ばれる特殊なたんぱく質のことである。1912年にミュンヘン大学の神経学者のレビーが、パーキンソン病の患者さんの脳幹内で、レビー小体を発見したことにより、レビー小体病の歴史は始まった。今日では、レビー小体が大脳に沈着して認知症を引き起こしたり（DLB）、末梢神経に沈着して自律神経障害を引き起こしたりする、全身病としての「レビー小体病」という概念が確立され始めている。レビー小体病の本質については、小阪憲司、織茂智之著『「パーキンソン病」「レビー小体型認知症」がわかるQAブック』（メディカ出版）が詳しく、わかりやすい。

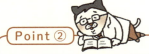

Point ② レビー小体病の画像診断

　レビー小体病の画像診断では核医学検査が話題になっている。脳血流SPECTのほかに、DAT（ドパミントランスポーター）-ScanとMIBG（metaiodobenzylguanidine）心筋シンチグラフィである。DAT-Scanは、線条体の終末部でドパミンの再利用のための取り込みの具合を描出する。レビー小体病や進行性核上性麻痺（progressive supranuclear palsy：PSP）などでは集積が低下する。MIBG心筋シンチでは、交感神経節後線維である心臓交感神経の障害を判定できる。レビー小体病ではその集積が低下する。心臓の検査が、レビー小体病の診断に有用なのは、レビー小体病が全身病であることを物語っている。
　しかし、核医学検査の所見はバリエーションが多い。実臨床で、画像所見を重要視してはいけない。あくまでも参考程度なのである。

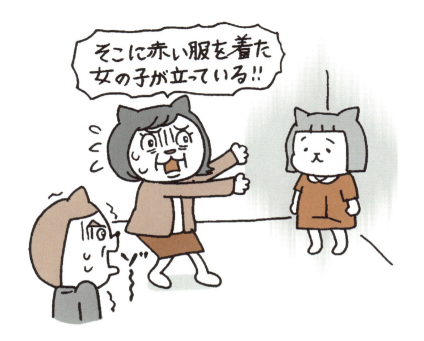

ところ、ADLは劇的に改善しました。

ここで重要なことは、高齢者の「不定愁訴」「自律神経症状」「パーキンソニズム」「うつ状態」「認知症」の陰に、レビー小体病の病理が隠れていないかどうかを疑うことです。

多岐にわたる症状に対して対処的に多剤が併用されると、かえってADLが低下傾向を示すのがレビー小体病なのです。レビー小体病を疑った場合、コリンエステラーゼ阻害薬を適量使用し、他の対処薬の大幅な減薬を企画する英断が必要です。この変化によってADLが改善することが、DLBの治療的診断ともなります。核医学検査などの「飛び道具」を用いて診断が遅延したり、本質的な兆候の把握にバイアスがかかったりするよりも、まずは処方薬を変えてみる行動が重要です。

レビー小体病は全身病である！

最近、DLBのことがよく取り上げられるようになりました。DLBには「リ

アルな幻視」という特徴的な症状があります。まるで映画を観るようなありありとした幻視です。例えば「赤い服を着た女の子が立っている」とか「壁の上を茶色い毛虫が這っている、3匹いる」とかです。

「DLBだとリアルな幻視が出る」という情報は、小阪憲司先生の啓発活動の甲斐もあって、医療関係者にもマスコミにも急速に普及しました。しかし、普及はよかったのですが、だんだんと「レビー小体病＝幻視」というイメージが定着するようになり、やがてこのイメージが逆に「幻視がなければレビー小体病ではない」という誤解を生みだしているのではないでしょうか。「幻視がなければレビーじゃない」は、大きな間違いです。

DLBは、ADが脳のみの病理変化であるのに対して、「全身の病」と考えたほうがよい病理を持ちます。それがレビー小体病です。レビー小体病とは、DLBとパーキンソン病を包括する疾患概念です。

レビー小体病とは、脳内のみならず、脳・脊髄の自律神経系、さらには、心・血管・腸管・膀胱・皮膚などを支配する末梢自律神経系にも、レビー小体がとどまって不具合を来す全身病です。幻視はレビー小体病の多彩な症状の一つに過ぎません。しかし、典型的なDLBでも幻視を認めないことも多いので

す。つまり、「幻視がないからレビー小体病ではない」と考えてはいけないということです。便秘や排尿障害などの自律神経症状が DLB の始まりの症状である場合も多いです[1,2]。

幻視以外のレビー小体病の特徴

1）自律神経の機能障害やうつ状態から生じる不定愁訴

レビー小体病では、経過中に「うつ症状」を認めることが多くあります。気分の落ち込み、不眠症や不安症、パニック発作など、精神的に不安定になりがちです。さらに、「頭痛や腰痛がつらい」「立ちくらみがする」「めまいがする」「胃腸の不調・食欲不振」など、身体的に不安定になることも多いです。うつ症状が先行すると、認知症の部分が隠されて「不定愁訴」で片付けられたり、「うつ病」と診断されてしまったりすることもあり得ます。

2）視機能の異常

レビー小体病には「目の見え方の異常」という特徴があります。この視機能の異常の一つが幻視ではあるのですが、幻視までは認めなくても、「目がぼやける」「何となく目が見えにくい」「目の調子が悪い」という方が多いことに注目する必要があります。そのため、レビー小体病の患者さんは、診断される前に眼科に通院していることが多いです。眼科で白内障の手術をしてもらったのに、「目の見え」が良くならない場合は、要注意！

3）失神

脳神経外科医の場合、救急外来で起立性低血圧や排尿失神などの一過性の意識障害を来した患者さんに遭遇する機会が多くあります。その患者さん（高齢者）に、レビー小体病の病理が潜んでいる可能性がある、という視点が必要です。

4）REM 睡眠行動異常

REM 睡眠行動異常（REM sleep behavior disorder：RBD）とは、「夢をみている」睡眠の REM 相で、異常言動が生じる症状です。熟睡しながら、「オーイ、オーイ」と大きな声で叫んだり、手足をしっかり動かしたり。ひどい場合は、ベッドパートナー（隣に寝ている奥さんなど）に殴りかかったりして問題になる場合があります。この症状にはリボトリール®が奏効しますが、DLB

の場合は副作用として、転倒などパーキンソニズムが問題となり、さじ加減が重要となります。

5）薬剤の過敏性

レビー小体病では、多彩な薬剤に対して過敏性を認めます。つまり、薬による副反応が生じやすいので注意が必要です。DLBのパーキンソニズムは典型的ではなく、千差万別であり、わかりにくいことも多いです。注目すべきは、薬剤の副作用によるパーキンソニズムです。睡眠薬や安定剤などを服用すると、副作用としてパーキンソン症状が悪化する傾向にあります。

かかりつけ医がレビー小体病の罠に陥りがちな薬剤としては、デパス®・PL®・ガスター®などです。認知症の薬物療法に関しては、後章でより具体的に総括します。

かんたんポイント

① DLBを早期発見するには、レビー小体病の視機能障害、便秘やめまいなど自律神経障害、うつ症状、薬剤の過敏性などに注目することが重要である。

② リアルな幻視やRBDはレビー小体型認知症に特徴的な症状ではあるが、どの症例にも認めるものではない。

③ レビー小体病の診断には、症候学に加えて、対処薬とコリンエステラーゼ阻害薬の調節による臨床的改善を目指す、診断的加療が重要である。

文献

1）河野禎之ほか. レビー小体型認知症の人の生活のしづらさに関する調査票（the Subjective Difficulty Inventory in the daily living of people with DLB; SDI-DLB）の開発と信頼性，妥当性および有用性の検討. 老年精医誌. 25, 2014, 1139-52.
2）神戸泰紀ほか. DLBの自律神経障害および睡眠―多施設共同観察研究―. 老年精医誌. 25, 2014, 1243-53.

コラム④

"絶望の病"ではない!

　認知症は「年のせいで、どうしようもない」「すべて忘れてしまい、何も
できなくなる」「人格が崩壊し、徘徊や妄想、暴言などの症状が出現する」
「悪化する一方で、治らない」「認知症で病院に行っても医師は何もしてくれ
ない」など、必ずしも正しいとは言えない、偏った認識が浸透しています。
これでは、"絶望の病"と思われても仕方がないでしょう。

　しかし、真実は大きく異なっているのです。

①「心」は変わらない

　近頃は認知症になった方が、社会に対して、「私は前と何も変わっていな
いのに、周りから"ボケ扱い"され、とても悲しい」といった、ご本人の心
境を語り始めています。また、症候学的に認知症が詳しく分析され、認知症
になっても「その人らしさは生き生きしている」ということも判明していま
す。

②適切な対応で良くなる

　認知症は「その人らしさ」に寄り添った、適切な対応をすれば症状が良く
なります。すっかり「認知症が治った」と感じるくらい、改善する可能性も
あるのです。ご家族が"認知症の方との絆"を取り戻したことで「母が元気
になった」「穏やかな父が戻ってきた」など、劇的に改善したケースが数多
くあります。

　社会の"絶望の病"という誤解を、新たな暮らし方が始まる「希望に満ち
あふれた認知症」に大きく転換する、認知症救済チームの指揮者となるのは
医師なのです。

③医者は役に立つ

　患者さんの個性・認知症のステージに応じて、ともに悩んでくれる全人的
医療機関は、必ず、患者家族の生活の質を改善維持できるのです。認知症を
諦めるクリニックには未来はありません。さらに、開業医の大きな役割の一
つは認知症の予防です。認知症は生活習慣病の側面もあり、予防することが
ある程度は可能なのです。私たちには、認知症に対抗する力(認知予備力)
が備わっています。「どのように脳と体を使うか」「何を食べるか」「いかに
人と関わるか」など、日々の暮らし方で認知予備力を高めて、認知症を防ぐ、
エビデンスレベルが高い生活術を啓発していくのも、私たち医師の仕事です。
この後のコラムでも、予防のエビデンスを示します。

第5章

「うつ病性仮性認知症」とMCI（軽度認知障害）

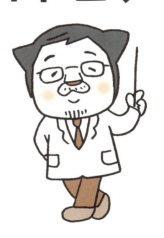

MCI（mild cognitive impairment）：軽度認知障害

本当に認知症？

　未曾有の認知症社会を迎え、ますます重要になってきたのが認知症の超早期診断と介入です。かかりつけ医の先生方も関心をお持ちになっているのが、目前の患者さんが、認知症の予備群なのかどうなのかということではないでしょうか？ そのカギとなるのが軽度認知障害（mild cognitive impairment：MCI）の概念を理解し診断することであります。長谷川式簡易認知機能評価スケール（Hasegawa's Dementia Scale-Revised：HDS-R）や、型どおりの神経画像では十分に診断できないのがMCIです。本章では、MCIについて考えます。まずは、MCIとの鑑別が難渋する症例を提示します。

今日の診察室

　症例は、82歳の男性。「最近、認知症になってしまったから困る」ということが主訴で単独で受診しました。診察室の対面したいすに座ります。その表情は、険しく暗いです。具体的なもの忘れのエピソードを聞き取ろうとしても、的を射た話をしてくれません。動作が鈍く、鉛の重さを感じます。「アルツハイマーらしさ」は微塵も感じません。リバーミード行動記憶テスト（rivermead behavioral memory test：RBMT（後述）や視空間認知のテストでも異常がありません。小さな声のボソボソとしたしゃべり方から、前頭側頭型認知症（frontotemporal dementia：FTD）などにみられる進行性失語症も疑いましたが、失語症はありません。

　私は「うつ病」の印象を持ちました。しかし、患者さんに、精神科的・心理的な問診をしても「ここ数年、大きなストレスもない」「気持ちも沈んでいない」「つらくもない」「落ち込んでなんかいない」「元気もある」「飯も食える」「夜もよく眠れる」と言うため、DSM ＊①（Diagnostic and Statistical Manual of Mental

---

キーワード①

DSM
米国精神医学会によって提唱された精神疾患の診断基準。精神障害の診断と治療にエビデンスレベルの向上が意図された産物である。現在、2013年に改訂されたDSM-5が用いられている。

Disorders：精神障害の診断と統計マニュアル）では、とてもうつ病ということにはなりません。

　しかし、ご家族に患者さんの生活の様子を聴取すると「1年前に息子に先立たれてから、ふさぎがちでしたが、特にこの数カ月は食事もあまり食べなくなり8kgも体重が減ってしまいました。夜10時頃に床に入りますが、午前2時や3時に布団の上に腰掛けて、ボーとしていることが多いです。そして、この夏から、しょっちゅう自動車事故を起こしたり、ひどいもの忘れが目立ってきたりしました」との情報を得ました。そこで改めて、本人とガチの会話。

高齢者のうつを確認する問診　検討

私：今までにないくらい体調が悪くないですか？　例えば……絶えず、頭が痛かったり、肩が凝ったり、めまいがしたり、耳鳴りがしたり……、喉の調子が悪かったり、声が擦れたり、大きな声が出ない。息が詰まる。動悸、息切れ。胃腸の調子も悪い。胃もたれ、食思不振、便秘に下痢。謎の関節痛、首・腰・肩・ひざの痛み、手足のしびれなどはありませんか？
私：頭もぼんやりしていませんか？　もの忘れがひどいですか？　いまだかつてなく頭の回転が遅くなっていませんか？

　そして最後に、
私：今までの自分と違う感じがしませんか？　お迎えが来てもいいと悟っていないでしょうか？

　本例は認知機能障害の出現が緩徐でなく比較的急性であるため、うつ病性仮性認知症を疑いました。そして何はともあれ、選択的セロトニン再取り込み阻害薬（selective serotonin reuptake inhibitors：SSRI）の投与を開始しました。患者さんの食思不振、中途覚醒、早朝覚醒は軽快し、ジェイゾロフト®50mgで維持しました。3カ月後には、ボーッとしていて、注意力がなくなっていたことによるもの忘れの症状もなくなりました。MMSE（Mini-Mental State Examinaton）も21点から27点に回復しました。そして「あのころの私は別人だった」と初診時を振り返り、本来の生活の質を取り戻しました。

MCI とは

　MCI の定義を表1に示しました。MCI の概念・定義は、1995年頃に米国のメイヨー・クリニック（Mayo clinic）のロナルド・ピーターセン博士（Ronald Petersen）らのグループが提唱・公表したもので、今日では世界的に受け入れられています。

　この MCI の定義は、アルツハイマー病に代表される認知症を強く意識して、その予備群を抽出する目的で考えられた概念です。つまり、認知症の予備群である MCI を、より早い段階から的確に発見して、早期介入（生活習慣の改善や治療など）を行うことを目標としています。現在のコリンエステラーゼ阻害薬も、より早期投与であるほど効果的ですが、今後、新薬の開発に伴って、ますます重要になるのが MCI の診断です。そして、MCI の診療で最も肝になるのが「うつ病性仮性認知症」との鑑別です。

MCI かどうかを見抜く認知機能テストとは?
WMS-R vs RBMT

1) WMS-R

　MCI は、認知症のスクリーニングで用いられる HDS-R や MMSE では検出できません。表1の MCI の定義の4にある通り、全般的な認知機能（思考力や判断力など）は正常であり、定義の5にある通り、認知症ではないため、HDS-R では、MCI の失点は1～5点以内の場合が多いのです。MCI の診断における国際的に標準的な記憶検査としてはウエクスラー記憶検査（Wechsler Memory Scale-Revised：WMS-R）が代表的です。これは、「即時記憶（今一

表1　MCI の定義

> 1. 本人や家族（介護者）による「もの忘れ」の訴えがある
> 2. 加齢の影響だけでは説明できない記憶障害が客観的に示される
> 3. 日常生活能力は自立
> 4. 全般的な認知機能（思考力や判断力など）は正常
> 5. 認知症は認めない
> 6. 認知機能に影響を与えうるような身体疾患を認めない

瞬の記憶）」「近時記憶」「長期記憶」「言語性記憶（言葉での記憶）」「非言語性記憶（視覚的な記憶など）」など、さまざまな記憶機能の側面を総合的に検査する方法です。MCI に関連する大きな研究を行う場合には、今でも標準となる検査です。PET を中心として解析した多施設共同前向き研究である Study on Diagnosis of early Alzheimer's disease-Japan（SEAD-J）や、The Alzheimer's Disease Neuroimaging Initiative（ADNI）などでも MCI の抽出には WMS-R が用いられています。しかし、WMS-R は実用性という観点からは問題点が多い記憶検査です。なぜなら、以下のような問題点があるからです。

・検査方法が煩雑で長時間かかるので、施行できる施設が限られる。

・年齢や知能指数・学歴などの影響を受ける。

・非日常的な課題のために、被験者が疲れやすく不愉快になる。

2）RBMT

　最近、MCI のスクリーニングとして最も注目されている検査は、RBMT です。この記憶テストの特徴は、日常生活の疑似空間を検査室に作り、そこで検査することにあります。この検査では、MCI に特徴的な「近時記憶・展望記憶の障害」が敏感に検出できます。MCI のスクリーニングとして優れ、WMS-R と比較しても鋭敏で遜色ないのです。ここにそのテストの内容の一部を示します。先生方も診察室で施行してみてください。

　まず、検査の最初に被験者のハンカチを借りて、そのハンカチを机の引き出しに隠します。そして、被験者に「検査が終了したときに、『机の引き出しにしまったハンカチを返してください』と催促してください」と指示します。RBMT のハンカチを使用したテストの場合の評価（採点方法）は次の通りです。

①検査の終了時に約束通りの対応があり、隠した場所も隠したものも両方が答えられれば2点。

②どちらか一方だと1点。

③反応がなかった場合は、こちらから「何かお借りしませんでしたか？」と問いかけ、それに誘導されて思い出すことができれば1点。

　ハンカチを使ったテストのほかには次のようなものがあります。

・顔写真を被験者に見せて、写真の人の姓名・性別・年齢を記憶させ、しばらく時間が経ってから、それを回答してもらう（遅延再生）。

・被験者に、昔話や童話のような短い物語の朗読を聴いてもらい、朗読が終わった直後と少し時間を空けてからの計2回、その物語の筋を話してもらう。

・少し広い部屋の中で被験者に、歩く道順が書かれた紙が入った封筒をわたす。その紙には、歩く道順だけでなく、経路の途中にあるいすにその封筒を置いてくることも指示されている。被験者がその指示に従って、道順の通りに歩き、途中で封筒をいすに置けるかどうかを評価する。

　RBMTの結果は標準プロフィールでは満点が24点、「カットオフ」は15点で、それ未満の場合は異常な記憶障害があると判定します。アルツハイマー型認知症（Alzheimer's disease：AD）の病理が色濃いMCIでは、15点未満となります。うつ病性仮性認知症の患者さんは、そのテストを何とか頑張れば、15点以上記録できる場合が多いです。

　ここでは、MCIのスクリーニングテストとしてRBMTを紹介しました。しかし、それはMCIの診断に本テストが必要不可欠ということではありません。本テストのエッセンスである、日常のエピソード記憶の近時記憶の障害が、MCIを拾うのに有効であることをお伝えしたかったのです。日常診療の会話で、このエッセンスを利用してください。

認知症とうつ病性仮性認知症との鑑別

　身体の不調は、すべて「もの忘れ」につながります。急な「もの忘れ」の場合は、まずはがんや内科的な疾患を見逃さない視点が重要です。MCIの定義6（表1）でも身体疾患の除外を謳っています。そして、身体疾患を除外したのちに注目すべき病態は「うつ病」なのです。

　私は、高齢者のうつ病の診断はなかなか難しいものだと感じています。高齢者は我慢強く、人前で弱音を吐いてはいけないという意識が強く、うつ病であるにもかかわらず、DSMの診断マニュアルにある抑うつ気分とか興味の喪失などについてストレートに質問しても、これらを否定する場合が多いからです。さらに、うつ病では自分の本心を話す前頭葉機能が低下するため、的確に自分の悩みを表現できなくなってしまうケースが多いのです。つまり、高齢者のう

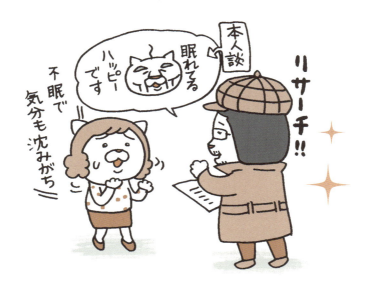

つ病は、心より脳にくるのです。まるで認知症のような行動と精神の障害を呈することが、うつ病性仮性認知症と称されるゆえんです。

うつ病診療には、認知症の診療と同様に、家族など患者さんの周りの人々からの情報収集が重要です。MCIはADの予備軍の状態であるため、第2章のADで記した症候学に基づいた問診はすべて有効です。

表2に、認知症とうつ病性仮性認知症の鑑別のポイントを記しました。MCIは認知症ではないので、デフォルトモードネットワーク（default mode network：DMN）＊②機能（詳細後述 P.110）が活動し、見当識があり、自分

表2　認知症とうつ病性仮性認知症の鑑別

認知症	うつ病性仮性認知症
・潜行性の発症	・発症時期が推定でき、急性
・見当職が低下、DMN↓ 　（重みを欠く透明感）	・見当職がある、DMN↑↓？ 　（鉛の重さ）
・エピソード記憶の障害	・記憶障害の動揺性 　（再生力・集中力・注意力の低下）
・視空間認知の障害・失語症	―
・次第に悪化	・SSRIによく反応

DMN（default mode network）：デフォルトモードネットワーク

の近時記憶の低下を自覚する病識があります。しかし、その病理は緩徐進行性のADの病理なので、発症・増悪のペースはとてもゆっくりです。この点が、急性発症のうつ病性仮性認知症とは異なり、鑑別の一助となります。そのうえで、MCIかうつ病か悩んだら、次の一手は、SSRI firstです。高齢者の場合、抗不安薬や睡眠薬など対処療法のみでは、かえって認知機能が低下してしまう危険があります。レクサプロ®1T 10mgやジェイゾロフト®25〜50mgなどの低用量SSRI投与で、患者さんのADLが劇的に改善するなら、それが治療的診断となり、それ以上の検査・加療は意味がありません。

> **キーワード②**
> **DMN**
> ぼんやりしている時に活動する前頭前野と後部帯状回を中心として構成されるネットワーク。脳内のさまざまな神経活動を同調させる働きがある。

本書の読者の皆さまには、典型的な認知症の診断では、「アルツハイマー病らしさ」「ピック感」「レビーっぽさ」などの症候学があれば困難なものではないはずです。患者さんに肉体的・経済的負担を強いるRI検査などは必要ないでしょう。

かんたんポイント

① MCIの概念を理解し、早期診断することが、認知症社会を突破するカギになる。
② MCIの鑑別診療で最も重要なのが、「うつ病性仮性認知症」の診断と治療である。
③ 認知症に至るMCIと「うつ病性仮性認知症」の鑑別には、家族への問診・症候学・診断的治療が有用である。

文献
1) 奥村歩. MCI(認知症予備軍)を知れば認知症にならない！ 東京, 主婦と生活社, 2014, p215.
2) Ito K, et al. Prediction of Outcomes in Mild Cognitive Impairment by Using 18F-FDG-PET:A Multicenter Study. J Alzheimers Dis. 45, 2015, 543-52.

コラム⑤

認知予備力とは?

　1990年代のアメリカで、85歳の修道女バーナデットが心臓発作のために急逝しました。

　彼女は亡くなる直前まで、心身共に健康で奉仕活動に従事しており、その脳は死後、アルツハイマーの研究者によって解剖されました。

　なぜなら、彼女はアメリカの認知症解明プロジェクト「ナン・スタディ」(1986年から始まり、678人の修道女が参加している研究)に協力し、自身の遺脳は医学の発展のために献上することにしていたからです。

　こうしたプロジェクトで彼女たちの脳を分析した結果、衝撃的な事実が明らかになっています。

　この研究対象で長寿だった人の多くには、ADの原因となる「アミロイドβ」がたまっていました。当時は「アミロイドβが大量にたまると、必ず重度の認知症になる」と考えられていました。

　ところが、アミロイドβが大量にたまっていた人のうち、3分の1もが、生前は認知症を発症していなかったのです。シスター・バーナデットも、その一人でした。

　研究者たちは、アミロイドβがたまっても認知症にならない人は、「認知症を防御する抵抗力が強かった」と考えました。そして、認知症を予防するこの力を「認知予備力」と名付けたのです。年を取るとアミロイドβが沈着したり、脳卒中が起こりやすくなったりします。うつ状態にもなりやすくなります。そして、これらが、認知機能のネットワークを破壊して、認知症になりやすくなります。

　認知予備力とは、脳の免疫力のようなもの。免疫力が病原菌から体を守ってくれるように、認知予備力はアミロイドβなどから脳を守り、脳内ネットワークの機能を強化します。

　この認知予備力は、私たちの運動や知的活動、食事、社会との関わり方など、日々の暮らし方と密接に関係していることが分かってきました。

　同プロジェクトでは「人や社会のために行動する奉仕の心、また、その根底にある敬虔な信仰心に、認知予備力を強める鍵が隠されているのではないか」と論評しています。

　次からのコラムでは認知予備力のエビデンスについて具体的に考えていきます。

第6章 特発性正常圧水頭症の再考

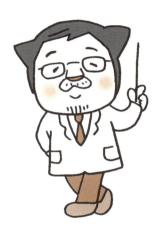

iNPH（idiopathic normal pressure hydorocephalus）：特発性正常圧水頭症

「よく転ぶ」もの忘れ

12〜13年前の、ある地方で行われた講演会での話。某神経内科教授が刺激的なお言葉をお吐きになった。本会の講演は2題であった。1題は、その教授の「認知症の診断と治療」。もう1題は「MRI tensor と FDG-PET を用いた高次脳機能障害の解析」で私の話でした。講演会は、粛々と進行したかのように見えたのですが、情報交換会の立食パーティーで暗雲が立ち込めました。この類の場が苦手な私は、常日頃はドロンするのが慣例ではあったのですが、その日に限って参加してしまいました。ほろ酔い加減のその教授が、赤ワインを片手に、私に親しげに話しかけてきました。「脳神経外科医には、特発性正常圧水頭症（idiopathic normal pressure hydrocephalus：iNPH）を診断することはできません。なぜなら、iNPH は除外診断ですから。彼らは、画像診断ばかりにこだわるあまり、アルツハイマー病（Alzheimer's disease：AD）やレビー小体病もですが、歩行障害が現れる進行性核上性麻痺（progressive supranuclea palsy：PSP）を診断することができません。除外診断ができない脳神経外科医には、iNPH の診断はできるわけがないのです」

当時、脳神経外科医現役の私は、ムッとしながらも「一理あるかな？」と感じてしまいました。もの忘れ外来では、treatable dementia と称される病態の把握の際でも、脳神経外科医が得意とする神経画像よりも、診察室・生活の場での洞察のほうが、ずっと有用なのですから。そして、その教授は、私にケンカを売ってきたのではなくて、私が脳神経外科医であることを認識していなかっただけだったのですが。

今日の診察室

症例は、82歳、男性。主訴は「もの忘れ」です。昼間の覚醒レベルが低下し、注意力・集中力も低下してきました。動作も緩慢になり、午前中、特に調子が悪いです。本人には病識があり、病院の受診には積極的でした。家族によると、「最近よく転ぶ。ボーッとしていて元気がない。もの忘れも目立つが、肝心な

ことは覚えていることもある」ということでした。

経過

地域の総合病院を受診しました。受診時の所見は、長谷川式簡易知能評価スケール（Hasegawa's Dementia Scale-Revised：HDS-R）は19点、前頭葉機能の低下は著明、見当識障害は軽度、エピソード記憶障害、視空間認知障害の程度は軽度で、うつ状態ではありません。立ち上がるときや歩行開始時に不安定となり、パーキンソニズムは不明瞭です。CTで慢性硬膜下血腫、脳腫瘍、正常圧水頭症（Point ①）などのtreatable dementiaは否定され、ADと診断されました。アリセプト®を内服するも認知機能・歩行機能が悪化し、半年後、当院を受診しました。

当院初診時の所見

アパシー（抑うつとは若干異なる意欲低下、無気力）様で、不眠、食思不振、尿失禁、幻視やREM睡眠行動異常などは認めていませんでした。リバーミード行動記憶テスト（Rivermead Behavioural Memory Test：RBMT）では、ADのような低下を認めません。近時記憶遅延再生・再認は保持されています。MMSE（Mini-Mental State Examination）は認知症レベルの21点となるも、見当識障害はなく、失点は遂行実行機能・ワーキングメモリの低下と判

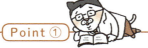

> **Point ①**
> ### 正常圧水頭症（NPH）の歴史
> 1965年にHakimらが、認知障害、歩行障害、排尿障害の三徴候がある正常圧水頭症は、手術で症状が劇的に改善したと報告している。その後、NPHが「手術で治る認知症」（treatable dementia）として、過度に強調され、過剰に診断・手術がなされた時代があった。多くの手術無効例（おそらく典型的なADなどに手術がなされた）が経験されることにより、逆に無視されるようになった。認知症新時代を迎えた現在、iNPHを巡って、そうした血塗られた過去を繰り返してはならない。

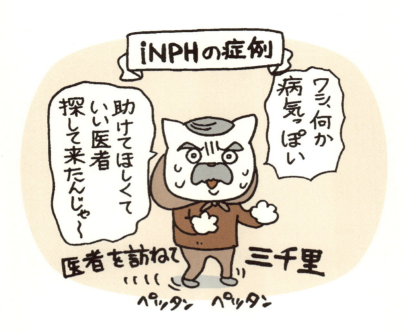

断しました。語想起も拙劣でした。

　地面に吸いつくような歩き方で、歩幅は小さく、股を少し広げてペッタン、ペッタンと歩く（magnet gait、broad-based gait）状態で、拍手などでペースを作っても、うまく歩けませんでした。UP and GO テストは12秒でした。

　アパシー、歩行障害は、起床時や昼寝の後に増悪しているとの情報を得ました。本人に、外科的加療で体調不良が改善する見込みが高いことを話すと、「治してください」と加療に積極的でした。この症例のように典型的な iNPH（Point ②）の症例は、特殊な病態に巻き込まれているという病識・見当識が、本人にもあり、医者を探している場合が多くあります。遠方からでも自ら当院を受診されるケースも多いです。これは AD らしくない行動です。私は、この患者さんを、酸いも甘いもかみ分けた、岐阜大学脳神経外科の中山則之先生に紹介しました。

　そして、この症例は中山先生によって行われたタップテストで歩行障害の改善を認めたため、髄液シャント術を施行しました。髄液シャント術により歩行

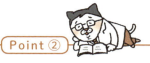

> **Point ②**
>
> ### iNPH の疫学、病因・病理
>
> iNPH は、高齢者によくみられる非特異的な症状を呈するため、見逃されやすい疾患である。過去の診断基準では、脳脊髄液検査などの侵襲を伴う検査が必要なため、地域住民を対象とした population-based study はほとんど存在しなかった。Hospital-based study としては、もの忘れ外来の記憶障害を主訴とした連続 400 例のうち、71 例（17.8%）に iNPH が疑われ、14 例（3.5%）で確定診断を得たとの報告がある[1]。
>
> 「特発性」という名前が示すように、iNPH の病因は不明である。しかし、加齢が最大の危険因子であることは、AD と同様である。過去の病理学的な報告では、①脳軟膜・くも膜の線維化・肥厚、②くも膜顆粒の炎症性変化、③くも膜下腔や脳実質内の血管壁の硬化性変化や脳実質内の虚血病変、④老人斑や神経原線維変化、などがある。加齢に伴い、①〜④などの因子が絡み合い、脳脊髄液の灌流障害が生じるのであろう。病理学的にも、iNPH が AD などほかの認知症と合併するケースが多いのも不自然ではないと考えられる。

障害、認知障害が改善しました（UP and GO テスト 8 秒、MMSE 28 点）。この症例のように、ツボにはまれば、シャント術で劇的に臨床症状が改善するのが iNPH です。

認知症時代の新しい iNPH 診療

特徴的な歩行障害とタップテストによって効果判定を行う iNPH のガイドラインで提唱された診断体系は、大きな成果をもたらしました。しかし、未曾有の認知症の時代、まだまだ、手術によって ADL の劇的改善が期待される treatable dementia としての iNPH の症例が、たくさん埋もれていることを指摘したいのです。

臨床症状として、歩行障害のみが前面に出るタイプの症例は、診療体系に乗りやすいです。タップテストも威力を発揮します。しかしながら歩行障害は軽度で、認知機能障害が主訴になるケースの診断は困難なのです。歩行の改善に重点が置かれるタップテストの前提も崩れます。

認知機能に焦点を当てて、iNPH の診断の活路を見出そうとする paper が発表され続けています。iNPH に特徴的な認知機能障害として、1999 年に Iddon JL らが注意力の低下・語想起の低下を指摘して以来、遂行実行機能の低下を含めて前頭葉の機能低下が普遍的な特徴で、AD と比較すると見当識や記憶障害は保持される傾向が指摘されています [2, 3]。

しかしながら、iNPH の 50% 以上に、AD などのほかの認知症の comorbidity（合併）を認めるという報告もあります [4]。私のクリニックでも、iNPH に AD を合併している症例は日常茶飯です。さらに、iNPH が、前頭側頭型認知症（frontotemporal dementia：FTD）や PSP と合併していると考えらえるケースも意外に多いのです。iNPH に適切に対応するには、ほかの病態の関与を察知することが重要です。そのため、本書では iNPH に先立って、「アルツハイマーらしさ」「ピック感」「レビー小体病っぽさ」について記してきたのです。

ガイドラインを遵守し、適切なシャント術の適応に基づき、手術もつつがなく行われたにもかかわらず、患家に不満が募るケースは、① AD を合併しているため、記憶障害が治らない、② FTD を合併しているため、手術によって逆に「暴言・暴力に磨きがかかってしまった！」などです。

iNPH の術前には、変性疾患の合併を把握し、患家に手術の具体的な勝算と限界について明確に説明しないといけません。例えば、iNPH の病理による歩行障害は改善する見込みが高いが、AD の病理による記憶障害は改善の見込みは低いことなどです。

さらに、術後にも、繊細な薬物療法（第 11 章参照）や介護の充実に心を砕かなければならないのです。昔も今も将来も 1 例 1 例、臨床家の悩みは続きます。某教授の暴言はともかく、最終的にシャント術の適応を判断し実行するのは、脳神経外科医ですから。iNPH のことをよく知っている紹介先の脳神経外科医をキープしたいものです。

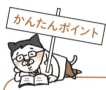

かんたんポイント

① iNPHの有病率は予想以上に高い。いまだ適切な対応がなされていないiNPHが、多数埋もれているという認識が重要である。

② iNPHの認知障害の特徴は、ADに比べて、遂行実行機能の低下が顕著である。逆に、初期には近時記憶・見当識・病識は保持される傾向にある。

③ iNPHの50％以上に、ADなどのほかの認知症との合併を認める。iNPHに適切に対応するには、「アルツハイマーらしさ」「ピック感」「レビー小体病っぽさ」の合併の度合いを鋭く嗅ぎ取る臨床勘が必要である。

文献

1) Bech-Azeddine R, et al. Idiopathic normal-pressure hydrocephalus : evaluation and findings in a multidisciplinary memory clinic. Eur J Neurol. 8, 2001, 601-11.
2) Iddon JL, et al. Specific patterns of cognitive impairment in patients with idiopathic normal pressure hydrocephalus and Alzheimer's disease:a pilot study. J Neurol Neurosurg Psychiatry. 67, 1999, 723-32.
3) Ogino A, et al. Cognitive impairment in patients with idiopathic normal pressure hydrocephalus. Dement Geriatr Cogn Disord. 21, 2006, 113-9.
4) Golomb J, et al. Alzheimer's disease comorbidity in normal pressure hydrocephalus : prevalence and shunt response. J Neurol Neurosurg Psychiatry. 68, 2000, 778-81.

コラム⑥

医者は認知症になりにくいのか？

　コラム⑤でご紹介したナン・スタディで明らかになったことはたくさんありますが、代表的なものの一つに、「若年期の言語能力が高い人は認知症になりにくい」というエビデンスがあります。そのように判断されたのは次のようなことがあったからです。

　ナン・スタディの修道女たちは、ほとんどの人が 20 歳代のときに、修道院の門をたたいているのですが、その時の課題として、それまでの半生記を書かされていました。若き修道女たちが書き記したその半生記が、修道院に古文書のようにして長い間大切に保存されていたのです。そして、アメリカの言語学者が、半生記のそれぞれの書き手の教育程度や知識、語彙、読解力、短期記憶を反映する意味密度や文法的複雑さなどを分析して言語能力を点数化した結果、言葉が達者な修道女は、年を取っても認知症になりにくいということが判明した、というわけです。

　若い頃から言語能力が高かった修道女は、その後の人生でも、たくさんの人たちと豊かなコミュニケーションを行い、数多くの書物に触れ、自分の心のうちを文章に多くしたためたのでしょうか。このライフスタイルが「ボケ」ない脳を形成しやすかったのでしょうか。

　さらに、認知予備力を若いうちに高めると認知症を発症しにくいというエビデンスの一つとして教育歴と認知症の発症率との関係についての研究があります。いくつかの疫学研究で、教育歴が長いほど認知症のリスクが軽減することが知られています。最近のスウェーデンの疫学研究では、教育歴が 1 年長くなるごとに認知症のリスクが 0.86 倍と低くなることを示しています。専門医制度がますます複雑怪奇になってまいりましたが、史上最長の教育歴を誇る、私たち医師は認知症になりにくいのでしょうか？　内科系と外科系ではどちらが認知症になりにくいのでしょうか？　あるいは、勤務医と開業医ではどっちが？

　興味深いですね！

　私のクリニックには、認知症になってしまった医師が多く通院されていますが、これは数奇な施設である証しでしょうね。

第7章
一過性てんかん性健忘(TEA)と認知症

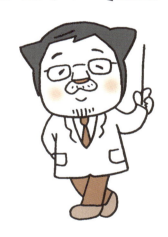

TEA(transient epileptic amnesia)：一過性てんかん性健忘

本当に認知症?

みなさま。健忘の件で TGA（transient global amnesia：一過性全健忘）という言葉を耳にしたことはないでしょうか? キツネにつままれたように半日くらいの近時記憶の障害が出現し、翌日にはけろっと治ってしまう病態です。ではでは、似かよった英略語で、TEA（transient epileptic amnesia：一過性てんかん性健忘）はいかがでしょう?

てんかんのイメージ

現在、てんかんの重要な subspecialty として「てんかんの外科」が確立されてきました。東北大学病院てんかん科・中里信和先生の話でも、若手脳神経外科医が、積極的にてんかんに取り組む動向があると言います[1]。

しかしながら、その昔、てんかんは脳神経外科医に恐れられてきました。その理由は、てんかん重積発作が凄まじい症状を呈するばかりではなく、治療や管理が後手に回ると、呼吸は容易に停止し、死に至るおぞましさを秘めているからです。

さらに脳神経外科医がてんかんを恐れた最大の理由は、周術期の合併症として、てんかんが起こってしまうことがあるからです。患者さんに良かれと思って施行した脳動脈瘤や脳腫瘍の術後に、初発のてんかん発作が起こってしまうのです。想定内でスムーズにいったはずの手術が、実は下手くそだったのかと反省するのです。手術がてんかんを引き起こす物理的な要因になった因果関係から目をそらすことはできません。そんな私の回想は、かなり昔の petroclival の epidermoid cyst（脳深部の類上皮腫）です。

確か、三叉神経痛の発症で見つかった 60 歳くらいの症例でした。過去にてんかんの既往はありません。先人の教えに従い、術中、のう胞の内容物が髄液腔に流出しないように、上手にやったつもりでした。大切な静脈も損傷した覚えはありません。術直後には特に問題なく退院しました。しかし、忘れたころに青天の霹靂……。その患者さんが全身けいれんで救急外来に搬送されたので

す。すでに重積状態で、挿管による呼吸管理を要しました。その患者さんには、MRI など画像上も、2 次的な問題は起こっていませんでした。当時の抗てんかん薬を飽和させて、いったん、けいれんは治まり退院に至りました。しかし、その患者さんはその後も 3 度、4 度とてんかん発作を繰り返したのです。しかも、そのたびに重積状態になり ICU 管理が避けられない状況に至り、治療は極めて難渋しました。イーケプラ®・ラミクタール®・フィコンパ®などがなかった時代の話です。

　一般的に「てんかん」と言えば、「全身けいれん」など、派手な症状を呈する発作をイメージされるでしょう。しかし、今回のテーマの高齢初発「てんかん」は「けいれん」などの運動症状がなく、中核症状は、健忘など一見地味なケースが多いのです。しかしながら、看過されると高次脳機能障害により、患者さんの ADL を確実に低下させてしまいます。高齢者てんかんは、認知症と同様、慢性疾患のサイレントキラーなのです。

今日の診察室

1)「記憶の問題」

　S さん、61 歳。最近、信じられないような「記憶の問題」が続くため、当院「もの忘れ外来」をお一人で受診されました。3 カ月前、S さんは息子の結婚式に出席しました。ところが、S さんは結婚式が始まってから、新郎の父親として、最後の挨拶をするまでの記憶が残っていないのです。どんなに思い出そうとしても、仲人や主賓の挨拶、ケーキ入刀などのセレモニーの記憶がさっぱりありません。新郎新婦の生い立ちのスライドショーのこともまったく覚えていないと言います。宴もたけなわ、S さんが親族を代表して、最後のスピーチをするタイミングで我に返ったらしいです。

　このようなキツネに憑りつかれたような経験は、この 1 度だけではないといいます。今年に入って、1 〜 2 カ月に 1 度は、1 時間くらいの記憶が飛んでしまうことが続いているらしいのです。

　この春に、追突事故を起こしてしまった前後の記憶も曖昧でした。警察の取り調べの間、眼前の大破した自家用車がどうしてこんなことになってしまったのか、記憶になく愕然としたことを覚えていると言います。S さんは、抑うつ

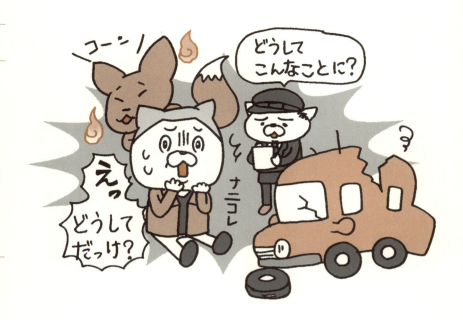

状態・パニック障害を併発し、メンタルクリニックで抗うつ薬が投与されました。しかしながら、Sさんの記憶の問題はさらに深刻になり、若年性認知症ではないのかと自らが心配になって、当院の受診に至りました。

2）初診時の所見

　Sさんに認知機能検査とMRIを施行しました。リバーミード行動記憶テスト（Rivermead Behavioural Memory Test：RBMT）は22点で、検査時の近時記憶の著しい低下は認めません。記憶以外の、遂行実行機能・視空間認知機能にも問題はなく、失語症も認めません。認知機能は総合的に正常。MRIでも海馬・海馬傍回の萎縮はなく、ほかにも器質的病変は認めませんでした。
　「てんかん」を疑った私は、次回の診察では、本日は都合がつかなかった「Sさんの奥さん」に必ず同伴していただくよう伝え、脳波検査を予約し、この日の診察を終了しました。

3）2回目診察時：Sさんと奥さんにも質問を

私：どんな些細なことでも、短時間のことでもよろしいのですが、Sさんに

何か変なことが繰り返して起きていませんか？「嫌な臭いがする」と言ったり、「めまいや胃がムカムカする」とか「お腹が痛くなる」と言ったりすることはありませんか？ 頻回に、怖がったり、寂しがったり、懐かしがったりすることがありませんか？ 奥さんが入り込む余地がないような、ボーッとしたり、呼びかけに応じなかったりすることがありますか？ 口をペチャペチャ動かすことはありませんか？ 手をもぞもぞ動かすことはありませんか？

奥さん： そのように言われると、Ｓにはときどき変な時間があります。自分の世界に引きこもってしまうというか、息子の結婚式でも明らかに変でした。スピーチの前だから緊張しているだけなのかと思っていたのですが、何も覚えていないなんて……。そういえば、この前の日曜日も食事の後にテーブルから離れないので、「散歩でもしたらどうですか？」と呼びかけたとき、話が要領を得ず、一点を凝視して、ぼけーっとしていました。少し心配になりましたが、5分もしないうちにいつも通りに戻って、問題なくなって……。

　さて、Ｓさんは、浅眠時の脳波でも、側頭葉にてんかん性放電（temporal spike）を認め、TEA と診断しました。治療はテグレトール®100mg、2T 朝夕投与で、発作はゼロに！

　その後、常軌を逸する発作的な記憶障害のエピソードがなくなっただけではなく、日常の「もの忘れ」も軽快し、平穏な毎日が戻り、抗不安薬や抗うつ薬からは Free となりました。

表1　TEA と TGA の比較

	TEA	TGA
健忘発作の持続時間	30〜60分 （重積すると持続する場合あり）	半日くらい
健忘発作の頻度	平均月に1度　何度も反復する	生涯で1〜2度のみの場合が多い
健忘以外の兆候	口部自動症・無反応・幻嗅・味覚異常	なし
間欠期脳波	3分の1にてんかん性放電	異常なし

高齢初発てんかんは看過されている！

　「てんかん」といえば、若年者の疾患であると認識されていた時代がありました。しかし、高齢化社会を迎えた近年の複数の知見によって、高齢者のてんかん発症率が想定以上に高いことが判明してきています[2]。

　図1で示されているように、てんかんの好発年齢は二相性を認めます。新生児期では発症率は高いですが、小児期を通じて発症率は低下し、成人では、ほぼ同じ横ばいの発症率となります。そして60歳を超えると急速に発症率が上昇し、高齢化に伴い右肩上りとなります。これは血管障害や認知症など加齢の因子が関与する脳疾患の疫学と一致します。

高齢初発てんかん発作

　超高齢社会の時代、認知症と同様に、てんかんへの対応が重要となります。しかしながら、高齢初発てんかんの診断は、なかなか難しいものです。その最大の理由は、高齢初発てんかんは、患者さん、家族そして医者もその病識が乏しくその「気づき」が困難であることに尽きます。高齢初発てんかんでは、けいれん発作が少なく、部分発作が多いのです。そして、部分発作といっても、高齢者では典型的な自動症などを認めることも少ないのです。高齢初発てんかんは、派手で典型的な運動症状を認めないため気づかれにくいのです。かつ、高齢発症は、若年性に比較すると発作の頻度が少ないです。そのうえ本症例で紹介した記憶障害が主症状であるTEAの臨床像を認めることが多いです。TEAは記憶障害があるため、自分の症状をうまく思い出せない場合も多いです。「もうろく」「ぼけ」といった言葉で片付けられているケースも多々あることでしょう。

表2　TEAの診断基準

・目撃者により確認された一過性健忘エピソードが反復出現する。
・健忘エピソード中においても記憶以外の認知機能は客観的に正常と判断できる。
・以下のいずれか1〜2点以上が存在する
　i）脳波異常
　ii）口部自動症や幻嗅など、ほかのてんかん関連発作を同時に認める。
　iii）抗てんかん薬治療に明らかに反応する。

さらに、外来で施行される発作間欠期の脳波では、temporal spike など典型的なてんかん放電はもちろん、徐波（diffuse／focal）なども含めて、異常波が断定されるケースが、実は少ないのです。若年者では、長時間脳波・ビデオ脳波モニタリングなどが検討されてしかるべきでしょうが、高齢者の場合、これらは現実的ではありません。その理由は、「ビデオ脳波モニタリング」の入院期間に発作が起こらない場合も多く、発作が起きても脳波異常がつかまらないことも多いからなのです。さらに高齢初発てんかんの場合は、てんかんのバリエーションが比較的少なく、部分発作である場合がほとんどです。

　少量のテグレトール®によく反応するため、Zeman の TEA 診断基準[3]でも、抗てんかん薬に対する良好な反応性は、脳波所見と同様に有意なてんかんの証拠と位置付けられています。詳細な問診・Listen to the witness で「TEA」を疑ったら、まずは少量テグレトール®の投与を試みることです。テグレトール®というと、ふらつき・めまいや薬疹など副作用が出やすいため、使いにくい薬の代表格という印象を持つ医師が少なくありません。特に、超高齢者の場合、躊躇する気持ちも分かりますが、中里先生がおっしゃるように、「Start low and go slow（慎重に極めて少ない薬剤量から始めて、焦らないで経過を診る）」[1]を遵守すれば、テグレトール®は極めて良薬なのです。私の場合、高齢初発てんかんには、テグレトール® 100mg から始めます。そして、ほとんどの症例では、200mg 以下でコントロールできる実感があります。間違っても、高齢初発の部分発作に、デパケン®を使わないことです。イーケプラ®・ラミクタール®など高価な新薬も必要ない場合が多いです。

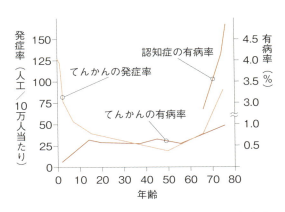

図1　てんかんの発症率・有病率と認知症の有病率との年齢別比較

てんかん：Anderson VE, Hauser WA, Rich SS：Genetic heterogeneity in the epilepsies. Adv Neurol. 44, 1986, 59-75.
／認知症：厚生労働省研究班（2013）

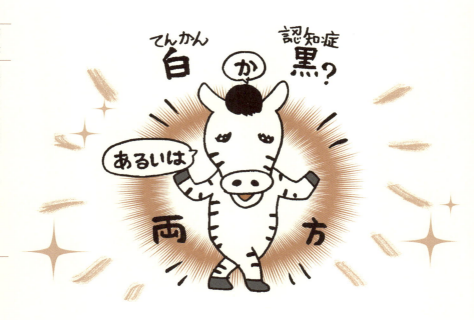

TEA と AD は同じ穴の狢（むじな）

　TEA は、「もの忘れ外来」を受診する患者さんを、安易に認知症疾患と診断しないように警告する概念でもあります。患者さんの中には、記憶障害がてんかん性機序を原因としたものであり、適切な治療で劇的に ADL が改善する症例も少なからず存在します。しかしながら、TEA とアルツハイマー型認知症（Alzheimer's disease：AD）の鑑別は必ずしも容易ではありません。

　側頭葉内側部が焦点となる TEA は、AD の主病変となる海馬・海馬傍回と共通する病的基盤を有します。疫学研究では、65 歳以上の高齢者のてんかんの有病率は 1〜2％とされますが、「もの忘れ外来」では、てんかんの脳波を示す患者さんは 3〜6％と有意に高いという報告があります[4]。

　AD の早期診断が発達してきた現在、軽度認知症（mild cognitive impairment：MCI）など、AD の初期にもてんかん性放電が多くみられるという報告[5]や、AD ではてんかんの相対リスクが 6.6 倍になるという報告もあります[6]。さらに、AD の原因とされるアミロイド β を過剰発現させた遺伝子導入マウスで、てんかん性放電が増加するという実験結果も複数あり話題となっ

ています。

　「もの忘れ」を抱えた高齢者を前にしたら、てんかん or 認知症という白黒型思考ではなく、「あるいは両方（comorbidity）？」という臨機応変な視点が重要です。

　てんかんも認知症も、脳という身体があるから生じる疾患です。しかしながら、両疾患とも医学的にも社会的にも精神疾患として分類されてきました。例えば、患者さんが自立支援や障害者保健福祉手帳などの控除制度を利用する場合、今でも身体疾患ではなく、精神疾患として扱われます。さりとて今後、ますます全人的医療に秀でたかかりつけ医の積極的参入が期待される分野であると言えるでしょう。

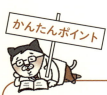

かんたんポイント

① 高齢者では、てんかんの発症率がかなり高い。その発作様式は、けいれんや自動症など派手な運動症状を伴うことは少なく、TEAと称される病態が多い。「もの忘れ」を主訴とする高齢者のなかに、いまだ、適切な対応がなされていない「てんかん」が多数、埋もれているという認識が重要である。

② てんかんは高齢発症の場合、病院での精密検査よりも、「Listen to the witness！」目撃者としての家族などからの詳細で能動的な問診と加療的診断が重要である。認知症診療と同様である。

③ 高齢初発てんかんは、老化に関連した病理（脳血管障害やADなど変性疾患）が発症に関係していると推測される。Common diseaseである認知症に、てんかんが合併することも必然的である。

④ TEAに代表される高齢初発てんかんは、部分発作であるケースが多く、古典的なカルマバゼピン（テグレトール®）の低用量処方で、副作用が少なく、発作が収まり、劇的にADLが改善する症例が多い。First drugはバルプロ酸（デパケン®）でも新薬でもない。

文献

1) 中里信和. ねころんで読めるてんかん診療. 大阪, メディカ出版, 2016, 200p.
2) 吉野相英. てんかん診療スキルアップ. 東京, 医学書院, 2014, 248p.
3) Zeman AZ, et al. Transient epileptic amnesia : a description of the clinical and neuropsychological features in 10 cases and reviw of the literature. J Neurol Neurosurg Psychiatry. 64, 1998, 435-43.
4) 村松和浩. メモリークリニックにおけるてんかん性健忘. Dementia Japan. 31, 2017, 47-55.
5) Vossel KA, et al. Seisures and epileptiform activity in the early stages of Alzheimer disease. JAMA Neurol. 70, 2013, 1158-66.
6) Imfeld P, et al. Seizures in patients with Alzheimer's disease of vascular dementia: A population based nested case-contorol analysis. Epilepsia. 54, 2013, 700-7.

コラム⑦

学歴か？ 職歴か？ 現役か？

　「教育歴の長さと認知症発症率には因果関係がある」は、エビデンスレベルが高いとされています。私が関与する認知症関係の多施設共同研究でも、教育歴のチェックはルーチンとなっています。

　しかし、過去の教育歴と認知症の因果関係を調べた研究では、曖昧な点も多かったのです。それは、教育歴が短かったこと自体が本当に認知症の発症に関与しているのか、それとも、短期の教育歴の人がその後に不健康なライフスタイルを送りやすかったことが影響しているかが不明だったからです。

　このためスウェーデンのカロリンスカ研究所のウガンド医師らは、学生時代以後の、収入・高血圧や喫煙などの危険因子の条件を同じにしたグループで、教育歴と認知症の発症率を比較したのです。彼らはフィンランドで行われている「心臓血管性危険因子・加齢・認知症研究」の1972年、1977年、1982年、1987年の参加者から調査対象者を選びました。そして、最終的には65歳から79歳までの参加者1,449人について平均21年間、追跡調査しました。

　その結果、公的な教育期間が5年以下の人と比べ、6年から8年までの人は43％認知症になりにくく、9年以上の人は84％なりにくいことを認めました。この研究結果から、「純粋に教育期間が長いほど認知症になりにくいのは事実であると証明された」と、この研究者たちは考えています。高学歴の人がその後、運動・高血圧や糖尿病に対する対策・禁煙・肥満予防などの身体的健康的な生活を送る確率が高いことが、認知症を予防しているわけではないのだと。彼らは、この結果が出た理由は、より高等教育を受けた人は、大きな認知予備力が形成されるため、認知症が現れるのが遅くなるものと推測しています。

　ここまで頑張って調べていただいても、まだ疑問が。この研究で、比較対象者で統一された認知症の危険因子とは、あくまでも心臓血管性の危険因子に重点が置かれているのです。彼らが統一したというライフスタイルは、運動・高血圧や糖尿病、喫煙、肥満などの身体的な因子のみに重点が置かれたのです。その人が社会に出て、「どのように人と関わり、何を考え、どのように仕事をし、余暇を過ごしたか」といった認知予備力の向上に関係してくるライフスタイルは考慮されていません。そういった深い観点が考慮された

研究を最後に紹介します。

アメリカ・南フロリダ大学加齢研究部のアンデル博士らのグループは、スウェーデンでの双子を対象とした調査で、「教育歴には関係なく、社会に出てから、複雑な仕事をこなした人は認知症になりにくいことを認めた」ことを発表しました。

研究グループは、スウェーデンの双子登録調査 から「仕事ぶりと認知症の発症の因果関係」を調べたのです。この研究は、遺伝的に非常に類似性の高い双子を対象にして、病気と環境の因子をより厳密に浮き彫りにしようとするものです。1998 年に 65 歳以上の双子たち 10,079 人について調べたところ、55 組の双子で一方は認知症で、他方が認知症ではありませんでした。この組の双方の職業歴を調べたところ、より複雑な人間関係の仕事—人事、交渉、顧客対応—をしてきた人は認知症になりにくいことを認めたものの、教育歴と認知症との因果関係はありませんでした。

そうです。実は教育歴だけではなく、社会に出てからいかに活発に仕事をするかということが認知症予防の決め手になるようです。私たち医師も、スマートさを追求するのではなく、より厄介な患者さんと多くかかわったほうが認知症の予防には良いのかもしれませんよ。

さらに、ロンドン王立大学のルプトン医師は、「教育歴の長さではなく、仕事歴の長さが認知症の発症を予防する」という研究報告をしています。彼らは、1,320 人の認知症の人のうち 75 歳ごろに認知症を発症した 382 人の男性について、教育年数、就労年数、退職年齢などの情報を分析しました。その結果、男性では、教育期間と認知症の発病年齢とは関係が認められませんでした。しかし、退職が遅いと認知症の発病年齢が遅くなることを認めたのです。この結果は、いかに社会的な仕事に長く関わることが、認知症予防に重要であることを意味しています。皆さまも認知症診療のスキルを身に付けて生涯現役を貫きましょう！

第8章

認知症以外の病態を見落としていませんか？

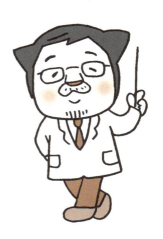

treatable dementia

医者の目をかいくぐる「treatable dementia」

「もの忘れ外来」で、見落としたり、見過ごしたりしてはならない病態は treatable dementia として強調されてきました。本書でも今まで記してきた、「うつ病性仮性認知症」「一過性てんかん性健忘」「特発性正常圧水頭症」は treatable dementia の代表格です。まだまだほかにも見逃されやすい病態があります。

人間の認知機能は、健全な身体と心に宿っています。病的な「もの忘れ」の原因は、認知症だけではありません。風邪をひいても、花粉症に煩わされても、「よく眠れなかった」場合でも、認知機能が低下する「認知症もどき」の症状を呈することは当然のことです。身体・精神のすべての病気が、treatable dementia の原因となるといっても、過言ではないでしょう。従来の教科書による病名の羅列では、この領域に FOCUS を当てにくかったことは否めません。本章では、現場の医者の目をかいくぐるような、しかも、けっこう頻度が高い「treatable dementia」の診療風景を中心に記します。

今日の診察室① 1本の注射で認知症が治ることもある！

「おくむらメモリークリニック」の処置室の昼下がり。Kさん（74歳）は、診療用ベッドで、うつぶせになって寝そべっていました。Kさんの、その衣類が、なじみの手慣れた看護師によってたくしあげられ、お尻が、ペロリと姿を現しました。

看護師：さあ、Kさん。桜の季節の恒例行事。お尻のお注射ですよ！

患者K：嫌だわ。本当に、この年になって、子どものように人前でお尻を丸出しにしなくてはならないなんて。看護師さんとはいえ恥ずかしいわ。でもこの魔法の注射のおかげで、私は認知症が治ったんだから、仕方がないけどね……。

Kさんが初めてクリニックを受診した動機は、頭部外傷でした。転倒して、額に約5cmの裂傷。私は、Kさんの頭皮の縫合を、ステイプラーで行いながら、

メディカ出版のおススメ！

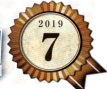
2019 / 7

新刊 救急看護/救急・救命医学　　**オールカラー**

Emer-Log 2019年夏季増刊
若手医師・ナースのための
救急エコーは、こう見る・こう使う

エコー機器の操作方法から画像の見かた、穿刺・挿入手技への活用、検査結果から治療・ケアへのつなげかたまで、実践知を網羅した必読書！

この1冊で、救急エコーが好きになる！

船曳 知弘 編集

●定価（本体5,000円＋税）●B5判 ●320頁 ●ISBN978-4-8404-6665-3　web 130061951

新刊 呼吸器　　**オールカラー**

みんなの呼吸器 Respica 別冊
毎日使えて基礎が身につく！
2019 呼吸療法認定士"合格チャレンジ"100日ドリル

厳選207問は図表や＋αの知識満載の解説で要点がパッとわかる！逆引きインデックスでキーワードから検索して苦手要素もバッチリ克服！

西 信一 監修

学習目標が立てられる100日スケジュールシートつき

●定価（本体3,800円＋税）●B5判 ●232頁 ●ISBN978-4-8404-6886-2　web 302010461

新刊 透析　　**オールカラー**

透析ケア2019年夏季増刊
透析患者の合併症カラフルビジュアル図鑑

56の合併症を「急性」「慢性」「部位別」に分け、病態、原因・機序、症状、治療、ナースにできるケアを大きな図解とともにわかりやすく解説！

高齢化・原疾患の変化に伴う最新知識が満載

佐藤 隆 編集

●定価（本体4,000円＋税）●B5判 ●248頁 ●ISBN978-4-8404-6705-6　web 130101950

※消費税はお申し込み・ご購入時点での税率が適用となります。　web メディカ出版WEBサイト専用検索番号

公認心理師を目指す方必見！第2回試験に役立つ！

新刊 公認心理師/演習・試験問題

こころJOB Books
本番さながら！
公認心理師試験予想問題154

公認心理師試験の傾向を分析し、対策や押さえるべきポイントを徹底解説！幅広い内容に対応し、基礎心理学や研究法、法律の知識が確実に定着する！

■髙坂 康雅 著　　　予想問題Webダウンロードつき
●定価(本体2,800円＋税) ●B5判 ●192頁 ●ISBN978-4-8404-6887-9 web 305120000

新刊 公認心理師/演習・試験問題

こころJOB Books
公認心理師試験必勝キーワード66
313の関連キーワードでさくさく学べる／予想問題付き

基礎から臨床まで、重要キーワードと関連キーワードで多面的に関連づけて学習できる、これまでにない一冊！試験に役立つ最新情報やコラムも充実！

■長内 優樹 著　　　国試セミナー人気講師が厳選！赤シートつき
●定価(本体2,800円＋税) ●A5判 ●304頁 ●ISBN978-4-8404-6880-0 web 305120010

今月の1冊! 看護技術

CandY Link Books
伝わる・身につく ナースのための教える技術

今まで誰も教えてくれなかった、新人や後輩指導などに役立つ「上手な教え方のコツ」をライブセミナー形式でわかりやすく解説！

■杉浦 真由美 著　　　指導経験豊富なナースが伝授する！
●定価(本体2,500円＋税) ●A5判 ●192頁 ●ISBN978-4-8404-6846-6 web 301020570

ご注文方法	●全国の看護・医学書取扱書店または小社へ直接ご注文ください。 ●小社へは下記ホームページもしくはお客様センターへのお電話・ファックス・郵便のいずれかの方法でお申し込みいただけます。

すべての医療従事者を応援します

株式会社メディカ出版 お客様センター
〒532-8588　大阪市淀川区宮原3-4-30 ニッセイ新大阪ビル16F
☎ 0120-276-591 または 06-6398-5051　FAX 06-6398-5081
⚠ FAX番号のおかけ間違いにご注意ください　　メディカ出版　検索

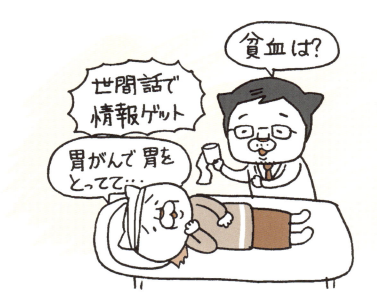

会話もしました。手当をしながら患者さんと世間話をすることは、患者さんにリラックスしてもらえると同時に、思わぬ診療上の重要な情報が入手できることもあるのです。

私：Kさん、今回はたまたま転んでしまったの？ 青天の霹靂？
患者K：いやいや、先生、なんだか最近、私よく最近、ふらつくの。そして、もの忘れもひどくなってきているのよ。だから、どうしても先生に診てもらいたくて。けがをしたのがいい機会だと思って、今日受診させていただいたの。さっきのMRI、私の脳、縮んでいなかったですか？
私：大丈夫でしたよ、Kさん。頭を打って、脳に傷がついたり、出血したりもしていないし。ほかにも、隠れ脳梗塞とかもないし、年齢相応の脳の状態で、特に海馬も萎縮してもいなかったですよ。

　それにしても……
私：そんなにふらつくのですか？ Kさん、少し顔色が悪いけど、貧血とかなの？ かかりつけ医の先生はどのようにおっしゃっているの？

患者Ｋ：私、確かに軽い貧血はあるみたいなんです。胃がんで胃を切ってから、鉄分が不足しているみたいで。鉄剤も飲んでいるんですけどね。

私：……何と！　胃を切ったの！　いつのことですか？

患者Ｋ：もう、５年になります。私が60歳を過ぎたころ、胃がんが見つかって、胃の全摘出手術を受けたのです。

　そしてＫさんは、最近ふらつく、頭がボーッとする、もの忘れがひどい、人の名前が出てこない、やる気がしない、集中力や注意力が欠如しているようで、今まで普通にこなしていた家事をこなすのもやっかいだと言います。

　長谷川式簡易認知機能評価スケール（Hasegawa's Dementia Scale-Revised：HDS-R）では、Ｋさんの成績は22点。軽度とはいえ認知症レベル！　私は早速、Ｋさんの精密な血液検査を施行しました。その結果、ビタミンＢ12が69pg/mL（233 ～ 914が正常値）と異常に低下していました。

　認知機能に重要なビタミンＢ類は、ビタミンＢ12のほかに、Ｂ1、Ｂ6、葉酸などです。飽食の日本の、通常の食生活では、これらが不足して認知機能が低下することはまずありません。もちろん、「もの忘れ外来」のルーチン検査で、ビタミン測定をする必要はありません。しかし、胃がんなどで、胃の全摘出手術を受けた方はご用心。Ｋさんのように、胃を摘出してかなりの年月を経て、ビタミンＢ12欠乏が関係した認知機能障害や「ふらつき」などの症状が出現することが、かなりあります。この場合、ビタミンＢ12投与で、貧血やふらつきだけでなく、認知機能が改善することが期待できるケースがあるのです。釈迦に説法ですが。ビタミンＢ12の投与方法は筋注など注射のみが有効です。胃の全摘出がなされている患者さんの場合、食事や経口のサプリメントなどは無効です。注射による定期的投与で、血中濃度をモニタリングしてください。

　類似の treatable dementia としては、甲状腺機能低下症の頻度が高いです。

今日の診察室② 常備薬を飲むのを止めたら認知症が治った！

　「もの忘れ外来」の重要な業務の一つに、患者さんが常用している薬の確認作業があります。おくむらメモリークリニックでは、患者さんのお薬手帳の確認はもちろんですが、受診日には、今、実際に飲んでいる薬をご本人やご家族

に持参していただくことを励行（受診日の前日に、ご自宅に電話をかけさせていただいて、再度念を押します）しています。人の認知機能は全身の身体機能に大きく影響されます。それと同時に身体機能を大きく変容させる各種薬剤は、認知機能にも波紋をもたらすことがあるのです。

「もの忘れ外来」を受診される患者さんがご高齢である場合、常日頃から複数のクリニックを受診し、数多くの薬剤を服用されている場合が多いです。Sさん（78歳）もそんな一人でした。

Sさんは、自他ともに「ボケてきた」ということと「ふらつき・めまい」で、当院を受診されました。Sさんは、すでに3つの病院から数種類の薬をもらっていました。

当院初診時の血圧が、98/72mgと低いことが気になりました。

ご近所の医者から、高血圧に対して、ディオバン®・ノルバスク®などの降圧剤、動悸や不安感に対して、ソラナックス®・デパス®などの抗不安剤、不眠症に対してハルシオン®、慢性的なアレルギーに対してアレグラ®、逆流性食道炎に対してパリエット®を常用薬として投薬され、服用されていました。加えて、PL®なども頓服として頻回に服用しているようでした。

2つ目の大学病院では有名な糖尿病専門医に、2カ月に1回のペースでかかっています。ここではジャヌビア®・アマリール®などが処方されています。

3つ目の整形外科医院では、骨粗しょう症の薬や鎮痛剤のロキソニン®、大量の湿布薬をもらっていました。

Sさんのお話では、今までこれといった深刻な病気にかかったことはないとのこと。病気といえば、60歳代から糖尿病のみ。しかし、2～3年前頃から急に糖尿病以外の薬の種類や量が増えてきたのことでした。

実は、Sさんが服用しているほとんどの薬がtreatable dementiaの原因となり得ます。レビー小体病の章（第4章）で注意すべき薬剤について述べましたが、レビーの病理がない高齢者でも、多剤服用には、同様に注意が必要です。

現在のSさんにとって、今、大切なことは、認知機能の回復です。そのためには、常備薬の「飲み方」を見直す必要があります。

高血圧や糖尿病の薬物によるコントロールは、いつ何時も、健康長寿のため

重要であると考えられてきました。しかし、この考え方が現在、パラダイムシフトを迎えています。中年期の高血圧や糖尿病は、今までのように、お薬を使ってでも厳重なコントロールをしたほうがよいということに異論はありません。もちろん、心不全があったり、脳出血や動脈瘤の既往があったりするケースも厳重な管理が必要でしょう。しかしです、70歳を過ぎ、75歳を過ぎ、喜寿を迎えるにつれて、一過性の測定値が高いというだけで、あまり早急に降圧剤を服用しないほうがよい、というデータも示されつつあるのです。釈迦に説法で恐縮ですが、もともと血圧というものは、脳や心臓、内臓、四肢の隅々まで血液を運ぶ重要な力です。高齢者の場合、動脈硬化などもあり、この力が不自然な薬物によってパワーダウンされると、副作用のほうが大きくなってしまいます。元気がなくなったり、ふらついたりします。そして、高齢者の過度の薬物療法による降圧では特に脳がダメージを受けやすいのです。低血圧が認知機能を低下させ、認知症になるリスクを増大させる、というデータが目白押しなのです。高齢になって、何とか恒常性を保とうとする貴重な生体反応を、過剰な薬物が阻害する弊害が大きいことが分かってきたのです。

　Ｓさんの場合、まずは薬の種類・量を必要最小限にする試みから治療を開始しました。それぞれ、かかっている3つの病院の先生と密に連絡を取って、現状の見直しと薬物の整理を依頼しました。それぞれ誠実な先生方ゆえ、くれぐれも失礼がないようにと当方も気を遣います。

　ご家族にも協力してもらい、血圧を下げ過ぎないこと、惰性で風邪薬を飲まないことを守ってもらいました。その結果、次第にＳさんはしっかりとしてきました。覇気が出て、「薬を飲むことの効能とリスク」といったややこしい話に耳を傾け、理解してもらえるようになってきました。認知症のテストでも「異常なし」というレベルまで回復されました。

　「木を見て森を見ず」は、臓器・疾患別医療の最大の弊害でしょう。どの医者も、目前の患者さんに対して誠実で、最善を尽くしていることは知っています。しかしながら、ドクターショッピングをしている高齢者の場合、投薬が認知機能を低下させる危険があることに、何時も留意する必要があるのです。生活の場で、その患者さんの心身を理解してくれている「かかりつけ医」が司令塔になって、臨機応変に、今飲むべきお薬をコントロールすることが最善です。

今日の診察室③ 15分の局所麻酔の手術で認知症が治った！

　Mさん（78歳）は、ここのところ調子が芳しくありませんでした。ご自身も、「頭がボーッとして身体が言うことを聞いてくれない」と自覚症状があります。ご家族も、「おじいさん、ここのところ、急にボケたんじゃないか」と心配しています。1～2カ月前までは、普通にしていたはずです。趣味の畑仕事をしたり、友人と喫茶店に行ったり。ところが、8月に入ったころから具合が悪くなりました。大好きなお酒も、あまりおいしくありません。かかりつけ医を受診しました。かかりつけ医は診察して、血液や胸部X線検査を施行し、内科的には問題なし。しかし、右半身に麻痺があり、HDS-Rも、18点と低下していることを的確に見出し、treatable dementiaを疑い、当院に紹介してくださいました。

　当院における診断名は、慢性硬膜下血腫（図1）。

「すぐに、入院して手術です」という運びになって、Mさんもご家族も、ビックリ！
私：Mさんは、最近、頭を強く打ったことはありませんか？

　Mさんもご家族も、心当たりはありません。確かに、教科書的には頭部打

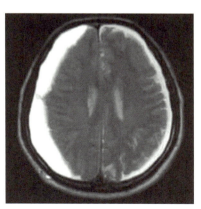

図1　慢性硬膜下血腫

撲をして1～2カ月してから発症してくるのが慢性硬膜下血腫です。しかしです、実際の臨床「もの忘れ外来」の現場では、Mさんのように、頭を打ったという事実の確認が明確ではない場合も多いのです。交通事故や屋根から落ちて頭を強く打ったという事実があれば、ご家族も頭部打撲の既往を強く認識されているでしょう。ところが、慢性硬膜下血腫は、ほんの軽く頭を打っても、例えば、つまずいて壁でポンと頭を打っても起こってくることがあります。このような場合は、ご家族には、患者さんが頭を打ったという認識はないでしょう。では、ご本人の認識は？ これが難しいところで、慢性硬膜下血腫になると、認知症のような健忘症が起こってきます。頭部打撲の事実を忘れていることも多いです。慢性硬膜下血腫では、液体のようにサラサラの血液が、頭蓋骨にくっついている硬膜と脳との間に溜まってきます。その血腫による脳への圧迫が原因で、認知症のような症状が出現してくるのです。治療法は、穿頭（頭蓋骨にコイン大の1個の穴をあける）血腫除去術。この手術の実質の手術時間は、15～30分くらいなのです。

　Mさんの慢性硬膜下血腫の手術は無事終了。仮性認知症も軽快し、Mさんは再び野菜作りに精進する生活を取り戻しました。

　私は、医師会の講演で、「認知症の診療は、患者さんと家族を洞察することが重要で、基本的には画像検査は必要ありません」と話しています。しかし、「先生方が、症状からアルツハイマーだと考えて経過を診ている患者さんの中でも、次の3つの場合は、緊急なMRI検査と治療のために当院にご紹介ください」とも伝えています。これを、従来の treatable dementia ならぬ emergency dementia と名付けます。

①急に認知症のような症状が出現してきた。あるいは進行が、明らかに早い場合

　通常のアルツハイマー型認知症（Alzheimer's disease：AD）などは、進行が極めてゆっくりです。ご家族が、「もの忘れ」が気になりだして、それが日常生活に支障を来すレベルになるまでには1～2年以上の月日が流れるものです。慢性硬膜下血腫・うつ病性仮性認知症のような「treatable dementia」では、「急にボケた」「今年に入ってから変」などと、認知症のような症状が出現

する時期が特定できる特徴があることが多いのです。

②「もの忘れ」などの認知症症状に加えて、手足のしびれ・麻痺（動かない・動きが悪い）・言語障害（ろれつが回らない・うまくしゃべれない・言葉が理解できない）・視野障害（目が見えにくい・目がぼやける）などを併発してきた場合

③若い方
　認知症は、基本的にご高齢の方の病気です。65歳以下の患者さんの場合は、念のためにもMRIなどを撮影してtreatable dementiaの存在の有無の確認をしておく必要があります。

　①〜③では脳腫瘍（図2）やクロイツフェルト・ヤコブ病（Creutzfeldt-Jakob disease：CJD）（図3）Point①などが見つかる場合も多いです。

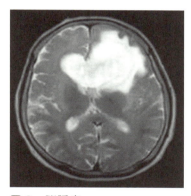

図2　脳腫瘍

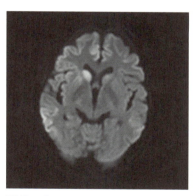

図3　CJD

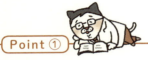

Point ①

クロイツフェルト・ヤコブ病（CJD）と拡散強調画像（DWI）

　脳卒中の診療ではルーチンであるMRIのDWIは、認知症診療でも、時に予期せぬ威力を発揮することがある。それは、CJDの診断に対する有用性で、DWIは急性期の梗塞だけでなくCJDにも敏感である（図3）。
　かなり急激に、認知機能障害を呈し、大脳皮質や大脳基底核、視床に高信号を認めたら、CJDを疑ってみることだ。

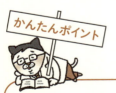

かんたんポイント

①ビタミンB₁₂欠乏や甲状腺機能低下症などでも認知機能は低下する。
②薬物の多剤併用をしている高齢者では薬剤性仮性認知症を疑う必要がある。
③「もの忘れ外来」では、認知機能の低下のスピードが速い場合や運動麻痺などの神経症状を併発する場合、あるいは若年者（65歳以下）ではMRI検査が必要である。

コラム⑧

中年時代の体型と認知症

　肥満が、身体にも脳にも良くはないことは分かっていますよ（どうでもいい情報ですが、本書の著者はデブです）。肥満は、高血圧や糖尿病に関係し、動脈硬化やアミロイドβの沈着を促進する犯人にもなります。

　しかし、「40歳の体型で、将来、認知症になるかどうかが決まってしまう！」という数字を突きつけられると愕然としてしまいます。私も絶えず太り続けているので切実です。

　肥満と認知症大国のアメリカからは「中年期に肥満を認めていた人は、老後、認知症になりやすかった」という研究報告がなされています。1万人を40歳代から平均36年間にわたって追跡した壮大な研究の結果です。中年期のBMI〔肥満の指標度：体重（kg）／身長（m）×身長（m）〕が30以上の肥満者では、ADになるリスクが3.1倍に、脳血管性認知症になるリスクはなんと5倍にも上っていたのです。フィンランドの研究でも、中年期にBMIが30以上の肥満者ではBMIが25以下の人と比較して熟年期の認知症の発症リスクが2.4倍にもなってしまうと報告されています。

　認知症と関係している肥満の指標はBMIだけではありません。アメリカのウイットマー医師らは、「中年時代に皮下脂肪の厚い人は、将来ボケやすい」と報告しています。1964年から1973年の間の時点で40〜45歳であった人の当時の皮下脂肪の厚さと熟年期の認知症のなりやすさとの因果関係について、2006年に発表しています。彼らは、8,776人もの人たちに対して、40歳代の皮下脂肪の厚さと、熟年期の認知症の発症率を調べたのです。その結果、背中の皮下脂肪が厚いグループの人は、薄いグループに対して2.9倍、二の腕の脂肪が厚い人は、同じく2.6倍も認知症になりやすかったのです。

　さらに、女性にはショックな研究が2009年11月号のアメリカの医学誌『NEUROLOGY』に掲載されました。「中年期の女性でウエスト肥満型は認知症になりやすい」という報告です。スウェーデンのグスタフソン医師らのグループは、スウェーデン人女性を32年間追跡して、体重・BMI・ウエスト周囲値・ウエスト－ヒップ比（WHR）のデータと認知症との関係を調べたのです。この調査対象者は、1968年に48歳から60歳の認知症のない女性1,462人で、1974年、1980年、1992年、2000年にそれぞれ認知テストと身体

測定が行われたのです。この間に161人(平均年齢75歳)が認知症になってしまいました。その結果、中年期の女性でウエスト−ヒップ比が高い人、すなわちヒップよりウエストの周囲経が長い肥満タイプが強いほど認知症になりやすいことが判明したのです。この研究ではBMIと認知症との関係は認められませんでした。

　スウェーデン人女性は日本人女性より、おそらく大きなおしりの方が多いでしょう。そのスウェーデン人女性でウエスト−ヒップ比が大きいということはかなりの非常事態なのでしょう。

　これらの研究結果を、人種も体型も違う私たち日本人にそのまま適応することはできないかもしれません。しかし、これらの研究結果からは、老後の体型ではなくて働き盛りにどのような体型であったかということが、老後「認知症になる」を決定している可能性があるのです。本当に怖い話です。

第9章

認知症のMRI画像入門：専門医を超える視点

付け焼刃では、神経画像で認知症は診断できない！
間違えだらけの画像診断

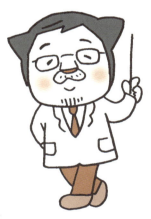

AD（Alzheimer's disease）：アルツハイマー型認知症
FTD（frontotemporal dementia）：前頭側頭型認知症
DLB（dementia with Lewy bodies）：レビー小体型認知症
iNPH（idiopathic normal pressure hydrocephalus）：特発性正常圧水頭症
PSP（progressive supranuclear palsy）：進行性核上性麻痺
CBD（cortico-basal degeneration）：大脳皮質基底核変性症

専門医も認知症の画像診断は苦手

神経画像に習熟した放射線科医や脳神経外科医でも、認知症のMRI読影は意外に難しいものです。Emergency dementia の鑑別は、専門医なら大丈夫なのですが、病的萎縮の診断には困難を伴う場合も多いようです。

私のクリニックを受診する認知症の患者さんの中には、前医として脳神経外科医の受診歴のある方が実はとても多いのです。前医での脳ドックで「異常なし」と診断されたレポートを持参して、直後に当院を受診するアルツハイマー型認知症（AD）やレビー小体型認知症（DLB）の患者さんは日常茶飯です。さらに脳梗塞や特発性正常圧水頭症（iNPH）による運動障害と診断された患者さんが、進行性核上性麻痺（PSP）や大脳皮質基底核変性症（CBD）の病理を合併していることも散見されます。

前医のMRIには認知症の病理が反映された病的萎縮がすでに表れているのに、見落とされているのです。基本に忠実に、画像など飛び道具には依存しないで、患者さんや家族との会話を重要視さえしていれば、簡便に診断はつくはずなのに……。

それとは反対に、早期アルツハイマー型認知症診断支援システム（voxel-based specific regional analysis system for Alzheimer's Disease：VSRAD）＊①で「海馬に病的萎縮がある」と言われたり、あるいは「前頭葉の萎縮が強い」と診断されたりして、認知症の影に怯えて受診する患者さんもいます。しかし、それら異常と診断された方の中には、逆に認知機能にまったく問題がない方も少なくありません。これも、画像よりも、日常会話による臨床を大切にしていただければよいのですが。

今までのMRIアトラスでは、進行して典型的な所見を呈した変性疾患の画像の記載しかあ

キーワード①

VSRAD
Voxel-based specific regional analysis system for Alzheimer's Disease。早期ADの診断を支援するソフト。海馬傍回の体積の萎縮度を正常脳との比較において、統計学的に画像解析して評価する。この結果のみを重視すると誤診につながる。

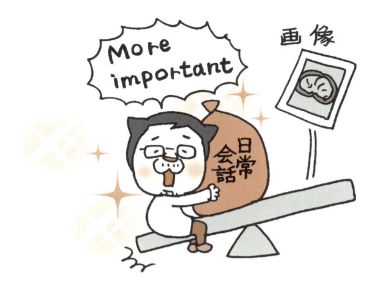

りませんでした。

しかし、神経画像の真価が問われるのは、会話や状況から誰でも分かる典型的に進行した例ではなく、超早期診断なのです。そこで本書では、超早期画像診断のヒントを記します。

萎縮の読影を極める

まずはクイズをしたいと思います。図1に示すAとB、どちらが認知症か分かりますか？ つまり、どちらが変性疾患による病的萎縮でしょうか？ 一方は加齢性変化のみで、MMSE（Mini-Mental State Examination）が29/30の患者さんのMRIです。もう一方はMMSE 20/30で、ADを発症している患者さんの画像です。いかがでしょう？

正解を言うと、図1Aは認知症の画像所見ではありません。そうは言っても、多くの先生はこのケースを「前頭葉に萎縮あり」と読影されるのではないでしょうか。なぜなら側頭頭頂後頭葉と比較して、前頭葉の硬膜下腔の高信号が目立っているからです。しかし、この所見は認知症の病理によるものではありません。近年、単なる加齢では、皮質自体はそれほど萎縮しないことが分かって

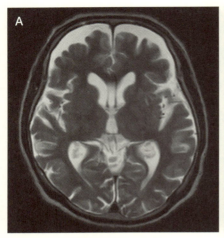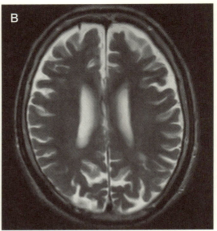

図1 クイズのMRI
A、B：どちらかがAD、または加齢性変化。

　います。すなわち、神経細胞はそれほど減少しないことが判明しているのです。このケースでも、硬膜下水腫を差し引いて脳表のラインに注目すると、前頭葉皮質のイチョウの葉のような形状は保持されています。脳表のラインのフォルムが均一で凹凸が少ない、奥歯がしっかりと並んでいるようにも見えます。この様子からは、変性疾患の影響は少ないです。おそらく認知症の原因となる皮質の異常たんぱくの蓄積は少ないため、AD でも FTD でもありません。図1A の前頭葉の「沈み込み」の原因は、加齢による白質変性や虚血性変化など、白質の変化の影響のほうが大きいと言えます。つまり、変性疾患との関係は薄いのです。

　それに対して、一見して「皮質全体のびまん性の萎縮で、加齢の影響である」と判断されがちな図1B には、AD の病理が深く潜んでいます。AD は限局型の変性疾患ではなく、びまん性の疾患です。かなりの病初期から、皮質の病理的変化は非限局性に左右・前後均等に生じます。大脳皮質の萎縮が始まり、脳表近傍ではマッシュルームのように丸みを帯びてきます。AD では FTD に比べて萎縮は強くないため、脳表のラインは保たれるものの、横並びの前歯の間に細く深い溝が出現してきます。図1B で、前頭・側頭・頭頂にかけての皮質所見は典型的な AD のものです。図1A には、このような変化は少ないで

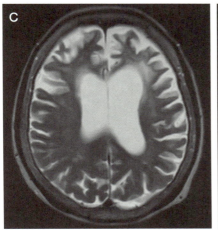 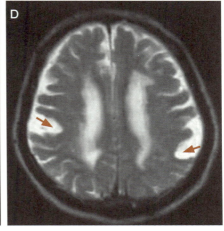

図1 クイズのMRI（続き）
C：進行性失語症を呈した前頭側頭型認知症。D：特発性正常圧水頭症。

す。左右・前後に均一に萎縮してくる AD の読影は、実は難しいです。それが VSRAD などが普及する由縁でもあります。

図1C は進行性失語症を呈した FTD の MRI です。FTD では、AD よりも皮質の萎縮が強いです。そのため、AD ではマッシュルーム様の皮質が、FTD ではジェリービーンズ様となります。あるいは、前歯と犬歯の差異があります。脳表のラインは崩壊し、凸凹となります。この萎縮がさらに顕著になると、「ナイフの刃変性」と古典的に称されてきたものになります。

さらに FTD では、AD と比較して、脳萎縮がびまん性でなく局在性があることも特徴です。すなわち、左右差、前後差があるのです。図1C でも左側のほうが右よりも萎縮が強いです。当然、FTD では頭頂・後頭よりも前頭・側頭のほうが萎縮は強くなります。

図1D は iNPH です。iNPH の読影の基本は、後述する冠状断の DESH (disproportionately enlarged subarachnoid-space hydorocephalus) ですが、水平断で違和感のある water pool（水たまり。図1D・矢印）を見つけることも診断の一助となります。

今回のダイジェストとして、表1 に認知症の萎縮のパターンを示します。

表1　萎縮のパターン

タイプ（症例）	脳表近傍皮質の様相	脳溝の様相	萎縮の局在性	シェーマ
正常加齢 （図1A）	イチョウの葉・奥歯	シルビウスなど major sulcus のみ明瞭	白質性前頭葉型	
AD型 （図1B）	マッシュルーム・ 空いた前歯	びまん性にメス を入れた 均一 な深く細い溝	左右差・前後差とも少	
FTD型 （図1C）	ジェリービーンズ・ 犬歯・ナイフの刃	鉈による不均 一な切痕	左右差・前後差とも著明	
iNPH型 （図1D）	Water Pool	くも膜嚢胞様	症例により個体差	

中心溝の同定と認知症

　認知症の画像診断において、中心溝の同定は重要です。なぜなら、中心溝よりも前方に萎縮が強いFTD、中心溝より後方にも萎縮があるAD、さらに中心溝の周囲に萎縮が強いCBDというように、中心溝が萎縮による病型診断のランドマークとなるからです。

　水平断では、まず前方から上前頭回と中前頭回を左右に分けて後ろに走る上前頭溝が存在するスライスを見つけるとよいでしょう。この脳溝が初めにクロスするのが、中心前溝です。そして、その一つ後ろの脳溝がまさに中心溝なのです（図2・赤色描画部）。中心溝は正中から約3cmのところで、後方に凸のカーブを形成します。このknobの領域が手の運動野です（図2・白色矢印部）。

　図2はFTDの症例であり、前頭葉の病的萎縮で上前頭溝と中心前溝が開大しています。それに対して、knobより頭頂側の萎縮は軽度です。ゆえに、sulcusが開いていません。

　図3はCBDの症例です。中心溝を挟んで、前頭葉も頭頂葉も萎縮が著明で

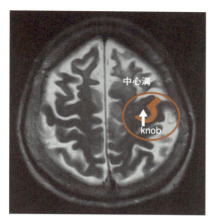
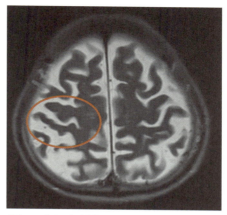

図2　前頭側頭型認知症　　図3　大脳皮質基底核変性症

す。この症例では、左手に「他人の手徴候」＊②を認めました。右側の knob を含めた sensorimotor hand area の萎縮が強くなっています（図3・○部）。

T2*強調画像とAD

現在、臨床のスペックで、脳内や脳血管のアミロイドβ（Aβ）を観察することは容易ではありません。しかし、ADの証拠であるAβが脳や脳血管に及ぼした痕跡でもある皮質下 MBs（Microbleeds、微小出血）は、MRIで簡便に可視化することができるのです。微小出血がマクロファージに貪食されて残存したヘモジデリンを敏感に検出する T2*強調画像が MBs の検出に有用です。MBs の定義は、MRI T2*強調画像で見られる直径7mm未満の円形または楕円形の低信号です（P.106 図2）。

ADの80％以上にADの病理とともにアミロイド血管症の病理が混在しています。アミロイド血管症は、すべての小血管病変の原因となります。アミロイド血管症が、皮質下出血、くも膜下出血などの症候性の血管障害だけではなく、無症候性（preclinical）のMBsに関与していることが分かっています。特に、高齢者の皮質下

> **キーワード②**
>
> **他人の手徴候**
> （alien hand syndrome）
> 一方の手が、不随意で無目的な動きをする現象。手が、あたかも他人の意思で操られ、自己の制御下にないような感覚を訴える徴候。

MBs の存在は、アミロイド血管症由来が示唆され、AD に特異性が高いと考えられています。そのため、認知症診療での MRI ルーチン検査には、T2＊強調画像と拡散強調画像（diffusion weighted image：DWI）（P.88 図3）を加えるとよいでしょう。

　深部白質の MBs の存在は、高血圧などによる動脈硬化による血管障害が起因である場合が多くあります。さらに隠れ脳梗塞やクロイツフェルト・ヤコブ病（Creutzfeldt-Jakob disease：CJD）の検出のために DWI も有用です。

冠状断と認知症

　これまで、MRI 水平断で認知症の萎縮の特徴について述べてきました。しかし、認知症の画像診断の基本は冠状断です。冠状断では、海馬傍回の萎縮や DESH が同定しやすいです。水平断で身につけた読影テクニックを冠状断にも適応すれば、鬼に金棒と言えるでしょう。表1の萎縮のパターンは、冠状断でも適応できます。

　AD の萎縮の基本は、まずは側副溝（内嗅野・海馬傍回と紡錘状回を分かつ sulcus）と後頭側頭溝（紡錘状回と下側頭回を分かつ sulcus）を同定できることです。高齢者でもこの sulcus が明瞭に同定される場合、つまり脳溝に切り込みが入るくらい周囲に脳萎縮がある場合は、AD の病理があると考えてよいです。図4は AD 症例です。側副溝と後頭側頭溝に切り込みが見られます（図4・矢印）。AD 症例（軽度認知障害〔mild cognitive impairment：MCI〕レベルではなく）の冠状断では、海馬近傍のみならず円蓋部でも左右均一に深く細い脳溝とマッシュルーム現象を認めます（図4・〇部）。

　肉眼で MCI（第5章参照）などの海馬傍回の軽度萎縮を読影するのは困難です。そのため、sulcus を同定するほうが有用と言えます。VSRAD や側脳室下角の拡大所見のみに頼るのも危険です。それでは、MCI・AD と iNPH などとの鑑別が難しいからです。

　図5は iNPH です。下角が開大し、海馬傍回が萎縮しているように見えますが、皮質は保たれ、AD と異なり、側副溝、後頭側頭溝が開大していません。さらに iNPH に特徴的なシルビウス裂の開大に対して、高位円蓋部の脳溝・くも膜下腔が狭小化している DESH の所見が認められます。高齢者は脳萎縮が

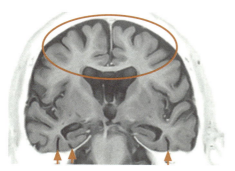
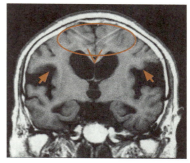

図4 AD
側副溝と後頭側頭溝に切り込みが見られる（矢印）。また、海馬近傍のみならず円蓋部でも、左右均一に深く細い脳溝とマッシュルーム現象を認める（○部）。

図5 特発性正常圧水頭症
DESHを認める。

あり、くも膜下腔と比較しても脳室内には閉塞性はないため、脳室内で産生されるという髄液は、容易に脳表くも膜下腔に到達できます。その後の経路の吸収障害によって、くも膜下腔の不均衡が起こってくると考えられます。

　非交通性の水頭症が、脳室から外への water pressure が主体であるのに比較して、iNPH では、髄液による圧力（図5・矢印）もかかるのではないでしょうか？

　形態的類推では、外側のくも膜下腔より脳の内上方に圧力（図5・矢印）がかかっているようで、弁蓋部でも上側頭回は変化に乏しいものの、下前頭回は上方に偏位しています。側脳室の前角も内上方に変形するため、脳梁が水平からVの字（図5・V部）に変形する傾向を認めます。そして高位円蓋部と大脳縦裂近傍の脳溝が窮屈になっています。側脳室前角は冠状断で立ってくるので、水平方向の脳室拡大はそんなに著明でなく、Evans Index の数字に反映されません。ですので、CT では病態を見誤らないように注意を要します。CT では、脳室拡大は著明ではなく、萎縮による相対的脳室拡大であると読んでもおかしくないかもしれない状態で、iNPH に気づかれないことも多いのです。しかし、MRI の冠状断（図5）では、DESH を認めました。これはくも膜下腔の状態が不自然な不均一さを表しており、単なる老化や AD 型認知症によるびまん性の脳萎縮と似て非なる不均衡さがあるということです。シルビウス裂が開大しているのに比較して、高位円蓋部の脳溝・くも膜下腔が狭小化していました。

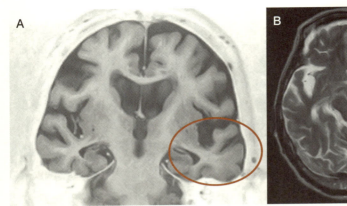
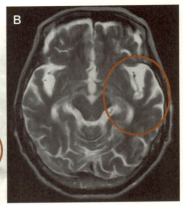

図6　前頭側頭型認知症
側頭葉の萎縮は内側より外側(A)、かつ後方より前方(B)に著明。

　さらに DESH の所見以外に海馬近傍を精読しないといけません。図4でも述べたように、AD では海馬・海馬傍回の皮質構造、側副溝・後頭側頭溝が開大していないかどうかを観察します。VSRAD では、iNPH は脳室下角の拡大のアーチファクトで異常値が出ます。統計画像を鵜呑みにしないで、元の画像をじっくり読影することが大事です。

　AD に対して、FTD では海馬近傍の萎縮を認めるものの、側頭回・側頭極など、外側・前方ほど萎縮が強く（図6）、左右差が明らかである場合が多くあります。冠状断（図6A）でも、側副溝、後頭側頭溝の開大より側頭葉外側の萎縮に留意すべきです。

矢状断と認知症

　PSP の診断には、矢状断が有用です。いわゆるハミングバードサイン（図7・○部）が見られ、中脳と橋の被蓋部が萎縮するのに対して橋底部が保持されるため、中脳被蓋の吻側がハチドリのくちばしのように見えます。決してレアな疾患ではないので、姿勢保持や歩行に支障がある患者さんの場合は、必ず念頭に置きます。

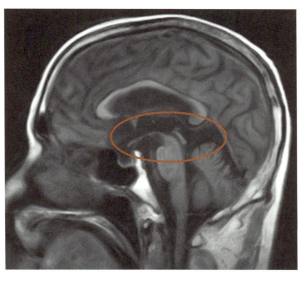

図7 進行性核上性麻痺
橋底部が保持されるため、中脳被蓋の吻側がハチドリのくちばしのように見える。

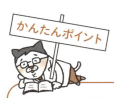
かんたんポイント

① 認知症は精神疾患ではなく、器質的疾患である。その原因は、異常たんぱくの蓄積による変性疾患が中心である。
② 萎縮のパターンの洞察によって、鑑別診断の精度が高まる。
③ 認知症の画像診断において、中心溝の同定は重要である。中心溝が萎縮による病型診断のランドマークとなる。
④ 皮質下のMBsはアルツハイマー病の病理が潜んでいる証拠となり得る。
⑤ 認知症の画像診断の基本は冠状断である。冠状断では、海馬傍回の萎縮やDESHが同定しやすい。

第9章 認知症のMRI画像入門:専門医を超える視点

専門医も認知症の画像診断は苦手

コラム⑨

適度な運動は、健康長寿の王道

　「皆さんのお役に立てるよう、気の利いたコラムを書こう」と、私の気合は十分でも、診療で疲れがたまると、なかなか筆が進まないこともあります。

　書斎を兼ねた院長室で原稿と格闘しても、構想すら浮かんでこないことが……。そんな時は思い切って散歩に出掛けています。なぜなら、散歩の途中で、原稿のアイデアが湧いてくることが少なくないからです。

　日常的な散歩は、生活習慣病の予防に良いだけでなく、認知症を予防する "認知予備力を高める活動" の一つともいえます。認知症の予防で、最もエビデンスレベルが高い活動は「適度な運動」です。アメリカの研究では、30分の散歩を週3回するだけで、認知症になるリスクが3割低下することが報告されています。適度な運動は、認知症を予防するための "王道" です。運動が認知予備力を高める科学的な根拠は、さまざまな研究で報告されています。

　ただし、先ほどの研究では、水泳やサイクリングなどの運動の他に、しっかり家事をするだけで認知症の予防効果が高いことも明らかになりました。

　家事は、それ自体が適度な有酸素運動ではありますが、家族を思いやって行うなどの "目的を持った活動" であることが、さらに認知予備力を高めることにつながっています。

　また、社交ダンスを習慣的に楽しんでいる人は、認知症になるリスクが24％にまで低下すると報告されています。これは、活動の中で断トツに効果が高い運動です。

　社交ダンスは①相手の動きに合わせて頭と体を使う、②運動と一緒に音楽を楽しむ、③家族や仕事の仲間以外の人と出会い、特別なステージで踊る "ときめき感" や "緊張感" がある——こうした複合的な要素が、よりいっそう、認知予備力を高めるのでしょう。

第10章
アルツハイマー型認知症のトピックス

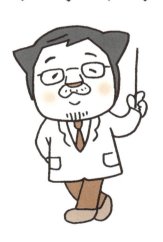

沖縄と脳卒中

脳卒中を繰り返し、階段的、段階的に増悪するとされた、従来の脳血管性認知症（vascular dementia：VaD）の概念はパラダイムシフトの時代を迎えています。従来の診断基準では、VaD と診断されていた症例が、バイオマーカー*①や病理によって、その本質は AD であると見直す報告が多くなされています。その逆に、典型的な AD と診断された症例にも高頻度に脳血管障害や糖尿病の関与が確認されています。

本章では、認知症と脳卒中との関係から、アルツハイマー型認知症（Alzheimer's disease：AD）の近年の話題を考えます。

医師になって3年目の1989年、岐阜大学脳神経外科の医局人事で、沖縄の県立那覇病院に派遣されました。今で言うところの後期研修医的な立場でした。当時、琉球大学脳神経外科の歴史は浅く、研修医の輩出には至っていませんでした[1]。赴任前、「暖かい沖縄には、脳卒中は少ないのでは？ 手術よりも、ダイビングやゴルフの腕前が上がったりして！」などと不謹慎な考えを持っていました。ところが、沖縄は脳卒中、特に出血が多かったのです。沖縄での上司は、東京大学の医局出身で「三度の飯より手術が好き」な部長でした。2人きりで、年間300件以上の手術を行いました。コバルトブルーの海に潜る機会どころか、血の海に溺れそうだったのです。

ある日、皮質下出血（脳皮質の直下にある浅い層の出血）の急患がやってきました。「奥村、この患者のオペレーターやってみろ」と部長に命じられ、マイクロサージャリー（脳神経外科手術では、微細な操作を行うため手術用顕微鏡を導入しています。その顕微鏡を使った手術をマイクロサージャリーと称しています）デビューとなったのでした。初めてのオペレーターでびびる自分に、部長は「おそらく amyloid

---

キーワード①

バイオマーカー
疾患の生物学的物質を定量的に把握するための指標。臨床症状による疾患把握と対比的に用いられる手法。認知症では、記憶障害などの臨床症状と対比して、AD の原因とされるアミロイドβを血液や髄液、神経画像で測定する概念を指す。超早期診断や疾患の客観的把握に期待される。

angiopathy（アミロイド血管症）だと思うから、自信をもってしっかりやれ！」と聞き慣れない言葉をおっしゃいました。これは私が現在、ライフワークにしている認知症の原因ともなる「アミロイド」という言葉を初めて耳にした瞬間だったのです。その部長は、教育者として優れていたのです。

1）皮質下出血は、被殻出血に比較して浅在で、研修医には荷が重いシルビウス裂を上手に分ける操作が必要ないこと。

2）その患者さんには高血圧の既往はなく、出血源は脳主幹動脈や穿通枝などよりは微細の血管で、研修医にとって術中の massive（おどおどしい！？ という外科用語）な出血におののく危険性が少ないこと。

3）術前の MRI や DSA（デジタル血管撮影の機器）が普及していなかった時代です。当時、県立那覇病院には両方ともありませんでした。

　上司からは「手術の目的の一つは、病理の確認でもある」と言われ、手術適応の理論武装、脳動静脈奇形や腫瘍の存在の有無など周辺組織の観察の指導を受けました。

　さて、それから 30 年近く経過した現在、次の症例を提示することにしましょう。

今日の診察室　脳卒中と認知症

　症例：68 歳男性。主訴：左手のしびれ。

　糖尿病の既往があり。最近、自覚的、他覚的に、「もの忘れ」がありました。突然、左上肢にしびれ、違和感を覚えました。左手が握りにくくなり、救急病院を受診しました。CT で、中心溝近傍に限局性のくも膜下血腫を認めました。MRI では、右前頭葉に皮質下出血の所見も認めました（図 1）。ラクナ梗塞など虚血巣は認めていません。血管撮影にて、脳動脈瘤などの異常は認めませんでした。

　保存的療法にて、症状・出血は消退するも、主治医は、患者の著しい記憶障害に気づきました。例えば、病状や今後の予定などのムンテラをしても、直後に、さっぱり記憶に残っておらず、「何度も繰り返して同じことを言ったり、尋ねたりする」のです。

　退院後、「記憶障害」の精査のため当院を紹介されました。

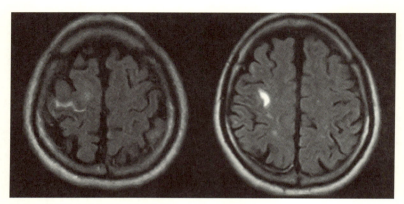

図1 症例のMRI　FLAIR画像

当院検査所見

・MMSE（Mini-Mental State Examination）27/30
・リバーミード行動記憶テスト（Rivermead Behavioural Memory Test：RBMT）スクリーニング3/15・標準プロフィール6/24と明らかな記憶障害を認めました。

　MRIにて、白質病変は認めず、前頭葉・頭頂葉に萎縮傾向があるものの、海馬・海馬傍回の萎縮は認めません。しかしながら、T2＊強調画像で、皮質下にMBs（Microbleeds）を認めました（図2）。

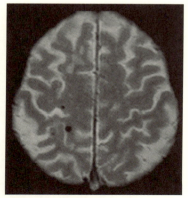

図2　T2＊強調画像

　まだ2018年春の時点で、アミロイドイメージングは保険診療で認められていませんでした。そのため、研究の名目で施行したところ、明らかに陽性を示しました。
　以上より、当症例は、糖尿病などにより脳微小循環障害を認め、アミロイドクリアランスも低下し、おそらくアミロイド血管症を来し、皮質型くも膜下出血、皮質下出血、MBsを呈してきたものと推定しました。さらに、症候学、大脳心理検査、SPECTに

よる脳血流検査から、認知症に至るADの病理も共存するものと考えられました。そして、ADに移行する可能性が高いMCIと診断しました。

ADの根本原因は、神経細胞で産出されたタンパク質の残骸であるAβだと考えられています。

Aβがたまってしまう！

　Aβはエイリアンでありません。外からの侵入者ではなく身内なのです。人間が自分らしく生きるには神経細胞の長期間に及ぶ活動が必要です。その神経細胞の活動の痕跡・残骸がAβなのです。若い間は、Aβは、お掃除によって順調に除去されます。脳内で発生したAβは酵素で分解されたりもしますが、そのクリアランスの重要な機序として、perivascular drainageなるものがあります。これは、間質のAβが動脈の流れとは逆行性に血管壁の基底膜に沿って皮質から皮質下に至り、頸部リンパ組織に排出されます（図3）。若い間は、このシステムによって、Aβは除去され問題は生じません。ところが、加齢や動脈硬化など動脈壁の線維化で、Aβの流れが阻害され、クリアランス機能が低下すると血管壁にAβが沈着してくるのがアミロイド血管症です。年は取りたくないですね。この事態になるとAβのクリアランスが増悪し、皮質のAβの沈着も増悪します（老人斑が増加）。ＡＤとアミロイド血管症が併発してくることは自明の理です。ＡＤの８割以上が、皮質Aβのみならず、Aβ血管症

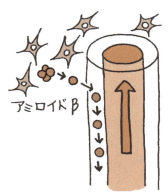
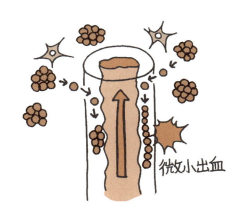

図3　アミロイドクリアランス

を認めるという報告があります。

アミロイド血管症は、本症例のように、皮質下出血や皮質型くも膜下出血の原因となります。さらに、高齢者の脳葉型 MBs を引き起こします。

そして、皮質内に沈着したAβが神経細胞に毒性をもって、神経細胞の機能低下、そして神経細胞消失が認知症を発生させるという説が、アルツハイマー型認知症のアミロイド仮説です。

AD とアミロイド仮説

1906 年、人類史上初の AD 症例が報告されました。ドイツの小さな地方会でのことです。演者はもちろん、アルツハイマー博士。記憶障害、遂行実行機能の障害などの中核障害と「嫉妬妄想」などの BPSD (behavioral and psychological symptoms of dementia、認知症に伴う行動・心理症状) を呈したアウグステ・D というご婦人のケースレポートでした。アルツハイマー博士は脳の剖検所見も検討して、その病理から「認知症の原因は脳内に蓄積した『茶色いシミ』ではないか?」と推測しました。

それから 100 年以上にわたって、認知症の研究者は AD の根本的な原因である脳にできる「茶色いシミ」(いわゆる老人斑) をターゲットにして研究してきました。その成果として、このシミはたんぱく質の残骸、Aβ であることが分かりました。「Aβ が神経細胞に毒性をもって、AD を引き起こす」という考え方が、アミロイド仮説 (NIA-AA) です。

図 4 は、NIA-AA (National Institute on Aging-Alzheimer's Association) と称する欧米の認知症学会が公表している、アミロイド仮説を基盤とした AD の進行過程の概念図です。アミロイドイメージング (Point①)、脳機能画像解析、髄液解析といった技術の進歩によって、臨床症状や脳萎縮に先んじて生じるバイオマーカーの動態が示されています。この図によれば、80 歳で AD を発症する人の脳では、発症の 30 年以上前、すなわち 50 歳頃から、Aβ がじわじわとたまってきていることが示されています。

Aβ の蓄積がそれほど多くない時期には、神経に変性は生じず、認知機能は低下しません。しかし、加齢に伴い著明な量の Aβ がたまると、この Aβ はお互いにくっつきあって勢力を拡大します。強力化した Aβ は、神経細胞に対し

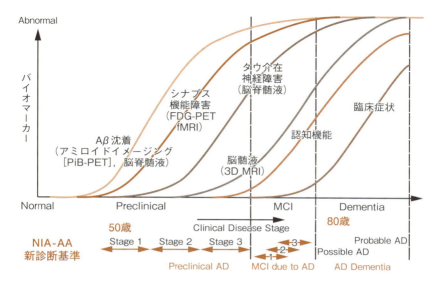

図4
ADの進行過程（バイオマーカーと臨床症状）（文献2を元に作成）

て毒性を持つようになります。そして、タウ介在の神経障害が生じます。そうなると、まず近時記憶に深く関係した海馬の近傍の神経機能が障害され、「もの忘れ」がひどくなります。認知症ではないけれども、病的な記憶障害を認めるようになります。この状態がMCIと呼ばれる認知症予備軍の状態です。そして、その後、数年を経て、MCIからADへと移行する運命にさらされることに。すなわち、局所の問題ではない、ネットワークの問題になります。デフォ

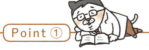

アミロイドイメージングが一般臨床で期待

　わが国の臨床現場においても、アミロイドイメージングが渇望されてきた。そのようななか、2016年12月19日にアミヴィッド®静注〔一般名：放射性医薬品基準フロルベタピル(^{18}F)〕が本邦初のアミロイドイメージング剤として製造販売承認を取得した。現在は保険未適用であるものの、これにより今後、臨床でのアミロイドイメージングが可能になることが期待される。

ルトモードネットワーク（default mode network：DMN）と称される、人間の人間たる脳機能の広範囲の脳機能ネットワークに支障が出ると、人は認知症に足を踏み入れることになるのです。

デフォルトモードネットワーク（DMN）

人が認知症に至る、システムダウンに関係するDMNとはいったい何か？

つい最近まで、私たちの脳は何もしないときには休んでいると考えられてきました。身体を動かしたり、課題に取り組んだりしているときには脳は活発に活動している一方、ぼんやりしているときは「活動していない」とみなされてきました。私事になりますが、大学院時代、私はFunctional MRIを用いて研究していました。脳腫瘍の術前情報として、患者さんの感覚運動野や言語野など、いわゆるeloquent areaを同定することが目的でした。患者さんに手指運動や「しりとり」などの課題（task）を施行して、特定の脳の活動領域を検出しました。Functional MRIの大原則として、taskがかかっていない安静（rest）の状態では、脳はほとんど活動していないという前提がありました。20世紀末、当時のneuroscienceでは、安静時の脳は大した活動をしていないというのが常識だったのです。

ところが、最近、私たちがぼんやりしているときにこそ、脳の中で盛んに活動している脳神経回路の存在が明らかになってきました。ワシントン大学のマーカス・E・レイクル博士は、ある日、Functional MRIに映し出される脳画像を見ていて、不思議な反応を示す神経ネットワークを発見しました。それは前頭前野と後部帯状回を中心（ハブ）としたネットワークでした（図5）。この回路は何もしない安静時には活動が高まり、特定の課題に取り組むと活動が停止しました。レイクルはこの神経ネットワークを「デフォルトモードネットワーク」と名付けました。デフォルトとは、コンピュータなどであらかじめ組み込まれた標準システムのことを指します。これを脳に当てはめると、DMNは「特別な行動をしていないとき、あらかじめ備えられた脳の標準のシステム」というところでしょうか。

例えば、電車に乗って揺られているときや寝転んでいるときなど、意識的には何も考えていない状態のときに、私たちのDMNは活発に活動しているとい

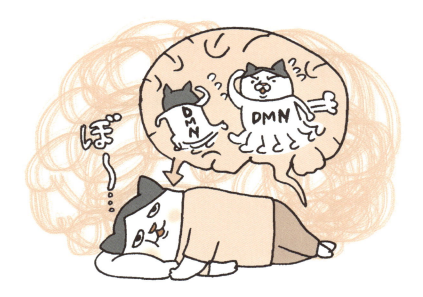

うことなのです。

　では一体、DMNはどのような脳活動を担っているのでしょうか？ 現在のところ、DMNは「現在自分が生活している状況および自分自身の存在を、客観的に捉える」、すなわち「時間的、空間的、社会的位置を正しく認識する」、言い換えると「過去を振り返り、今の立ち位置を確認し、未来を展望する」、さらに「他者や社会とのかかわりの中で、自分をみつめ直す見当識を担っている」と考えられています。

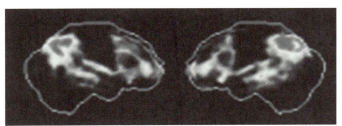

図5 デフォルトモードネットワークと推測した脳領域（自験例より）

ADとDMN

　ADは局所的な脳疾患ではありません。Aβが沈着して海馬のみが萎縮して発症するわけではありません。ADはびまん性の脳変性疾患です。MCIからADに進行すると、前頭・側頭・頭頂と広範囲に神経変性によるびまん性の脳萎縮を認めます。症候学的にも同様です。つまり、記憶障害のみが悪化して認知症に至るのではないのです。MCIの段階では記憶障害のみが目立ちますが、ADに進行すると遂行実行機能や視空間機能が低下し、失語症や見当識障害など広域の神経ネットワークの機能不全を呈した症候が出そろってきます。病識がなくなってくるのも、実は特徴的な症候の一つです。この機能不全のパターンは、脳機能画像でもある程度の典型的な所見として描出されます（図6）。

　図6は、AD症例のECD（ethilen dicysteine）-SPECTの脳血流低下領域です。脳血流量が統計学的に病的低下を示す領域（Z-scoreで2以上）がeZIS（easy Z-score imaging system）によってカラーで示されています。ADでは、前頭前野・側頭頭頂葉連合野・後部帯状回・楔前部の脳機能が低下し、運動感覚野・視覚野などのprimary areaは免れています。これは、ADの患者さんでは、かなり末期に至っても運動機能・視機能・聴覚機能などが保持されること

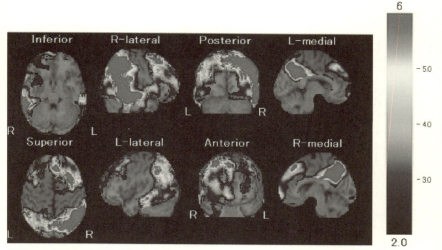

図6　AD症例のECD（ethilen dicysteine）-SPECTの脳血流低下領域

を物語っています。

　ここで注目したいのは、AD で機能低下してくる脳領域は DMN を形成するネットワークを含んでいるという事実です。この知見は、AD の早期診断などに臨床応用されています。欧米では、Functional MRI を用いて DMN の活動の低下を捉える研究が多いです。私たちも SEAD-J（study on diagnosis of early Alzheimer's disease in Japan）で MCI から AD にコンバートする危険因子は、DMN に相当する前頭前野や後部帯状回の糖代謝低下であるという知見を得ています[1]。

　脳神経外科医は、脳機能を解剖学的局在に対応させる習性があります。私も同様で、認知症の症候学を始めたころ、近時記憶は海馬・海馬傍回、視空間認知は頭頂葉、遂行実行機能は前頭前野などと整理してきました。しかしながら、認知症の把握に最も重要である「見当識」「病識」の機能局在は、霧の中にいるかのようにもやもやしていました。DMN の概念が提唱された現在、狭義の見当識・病識の中枢を DMN と関連付けて考えると、大きな矛盾は生じません。見当識とは、脳内の広域な神経ネットワークの中にこそ潜んでいるのでした。

　AD の患者さんの DMN が破壊され見当識が薄れていく過程で、「自分らしさ」を必死に立て直そうとする姿が「アルツハイマーらしさ」と考えられるのではないでしょうか。

脳血管障害と認知症の深い関係

　まだエビデンスには乏しく、実感はあまりありませんが、高血圧や糖尿病など生活習慣病の加療が認知症の予防にも有効かもしれないことは驚くべきことではありません。脳血管障害は AD の成因にも発症にも密接に関係しています。

　すでに述べてきたように、脳血管障害はアミロイドクリアランスを低下させます。その結果、脳内に Aβ が蓄積され、AD の病理が増悪します。脳血管に沈着した Aβ は、アミロイド血管症を起こし、ますます脳血管障害を増悪させます。この悪循環が、認知症の成因となります（図 7）。

　さらに脳血管障害は、AD の発症閾値を低下させる共存的因子です。この件を示した研究としては「ナン・スタディ」が有名です（Point ②）。

　「ナン・スタディ」の剖検では、病理学的に AD と診断されたグループでも、

深部白質にラクナ梗塞をまったく持っていなかった場合は、57％の人しか臨床的に認知症を発症しませんでした。それに対し、1つでもラクナ梗塞を持っていたケースは、93％が臨床的に認知症を発症していました。つまり、ラクナ梗塞は AD の大きな危険因子であることが判明したのです[4]。

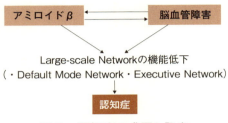

図7　認知症の成因と発症

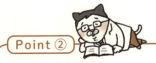

ナン・スタディ

　1986年、678人のアメリカの修道女が参加・協力し、ADの解明を目指して「ナン・スタディ」が始まった。この研究では、全例脳の剖検を施行して、AD、脳血管障害などの病理所見と、修道女の生前の症候学や生活習慣などとの関係を多角的に分析した（P.57 コラム⑤参照）。

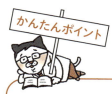

かんたんポイント

① アミロイドクリアランス
② デフォルトモードネットワークは、「自己の時間的、空間的、社会的位置を客観的に認識する脳機能」を担う。
③ ADでは、デフォルトモードネットワークの機能が低下し、見当識障害を生じ、病識が希薄になる。
④ 従来、VaDと診断されてきた症例の多くにADの病理が混在していたことが判明してきた。その一方、ADの成因にも、その発症の閾値を下げる共存の因子としても脳血管障害が深くかかわっている。
⑤ 皮質下MBs（Microbleeds）の存在は、アミロイドクリアランスの低下を示唆する。MBsはアミロイド血管症、さらにはADの病理のバイオマーカーとなる可能性がある。

謝辞

本稿の神経画像の一部は、名鉄病院認知症疾患センターの宮尾眞一先生にご提供いただきました。紙面を借りてお礼を申し上げます。

文献

1) 奥村歩.「脳卒中」を防ぐ技術(テク). 東京, 世界文化社, 2012, 204p.
2) Jack CR Jr, et al. Hypothetical model of dynamic biomarkers of the Alzheimer's pathological cascade. Lancet Neurol. 9, 2010, 119-28.
3) Ito K, et al. Prediction of Outcomes in Mild Cognitive Impairment by Using 18F-FDG-PET: A Multicenter Study. J Alzheimers Dis. 45, 2015, 543-52.
4) Snowdon DA, et al. Brain infarction and the clinical expression of Alzheimer disease. The Nun Study. JAMA. 277, 1997, 813-7.

コラム⑩

脳トレってどうよ!?

　当院の「もの忘れ外来」に数多く寄せられる質問の一つが、「認知症の予防により良い『脳のトレーニング（脳トレ）』は何ですか」です。

　"認知症1,000万人時代"ともいわれる今、各地の書店では脳を活性化させるという、計算ドリルやクロスワードパズルなどの"脳トレ本"が目立ちます。さまざまな本のうち、「どれが効果的なのか」「本当に認知症を予防できるのか」と思う人もいるでしょう。

　世界的に有名な科学誌には、十数年前に、アメリカで行われたある疫学研究が紹介されています。それは1日30分、クロスワードパズルを週3回行うと、認知症になるリスクが60%まで低下する、というもの。脳トレなどで認知症を予防できることが、数字で示されたのです。この研究では、パズルなどの脳トレと同様に、新聞などを読む習慣も認知症を予防する効果が高いことが分かりました。また、趣味の中で、断トツに認知症予防の効果が高いのは、チェスであることも判明。効果はパズルの3倍以上でした。

　なぜ、チェスのほうが認知症を予防する"認知予備力"をより一層、強めるのか——。

　それは通常、パズルが一人で行うものであるのに対し、チェスには対戦相手がいる、という点に理由があります。つまり、「人と関わり合う」ということが決め手のようです。

　この研究は欧米のものなのでチェスが対象ですが、日本では将棋や囲碁、マージャンなどが効果的でしょう。これらのゲームには、人を誘って対戦する、相手の言動から心を読み取る、相手を思いやり励まし合うなどの要素があります。

　したがって、自分のために一人で行う計算ドリルより、例えば、家族のためにえんどう豆の鞘をむくことのほうが、認知症予防には効果的といえます。

　人間の脳は、人のため、社会のために活動すればするほど、活性化される性質があります。そして「人の役に立てた」という心地良さを感じると、さらに認知予備力は磨かれるのです。であれば、やっぱり医師は認知症になりにくいのかも？

第11章
認知症の薬物療法

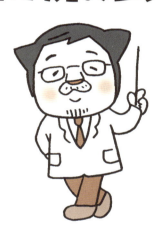

抗認知症（AD）薬の特殊性

抗認知症（Alzheimer's disease：AD）薬ほど、臨床家の評価が大きく二分される薬はありません。ある先生は、こう思っています。「抗認知症（AD）薬なんかはまったく効きもしない」、あるいは「ビタミン剤程度で意味がない」。実際、抗認知症（AD）薬は、CIBIC-plus（the clinician's interview-based impression of change plus caregiver input）では評価されていません。認知症専門医がその薬効をいくら強調しても、主治医の主観的な改善効果は統計的に有意ではなかったのです。国立長寿医療研究センターでは、最近、抗認知症薬の服用励行状況を調査しました。同センターが、抗認知症（AD）薬の服用が妥当であると判断し処方した患者さんに対して、どのくらいの患者さんが、後日かかりつけ医で服薬を継続できているのかを調べたのです。その結果、抗認知症（AD）薬の服用を1年以上継続できたのは、全体の30%以下にすぎませんでした。

抗認知症（AD）薬は極めて特殊な薬剤といえるでしょう。

まずは当事者である患者さんに病識がありません。「痛くもかゆくもないのに、どうして薬なんか飲まなくてはいけないのか？」。脳梗塞で入院した患者さんであれば、退院後、「二度とあんな病気にはかかりたくない」と、抗血小板薬などの服薬を励行するかもしれません。しかし、運動麻痺など、明確に痛い目にあった自覚がない認知症の患者さんには、その予防意識は希薄です。さらに、患者さん本人のみならず、家族やかかりつけ医も、抗認知症（AD）薬の効果を実感できません。なぜなら、降圧薬や脂質異常症治療薬のように、測定値の改善を認めるわけではないからです。薬を飲んでも、中核症状も長谷川式簡易認知機能評価スケール（Hasegawa's Dementia Scale-Revised：HDS-R）の数値も悪化する一方で、回復するどころか維持も困難なのが実情です。

「薬を飲んでいなければ悪化する。薬を飲んでも悪化する。ただし、悪化の程度が違う」という抗認知症（AD）薬の薬価収載は、ほかの薬剤と比較して、極めて特殊なのです。このような薬価収載薬は、おそらく人類史上初でしょう。

その一方で、抗認知症（AD）薬の効能を過剰評価する先生も存在します。

抗認知症（AD）薬は、「認知症に伴う自然な認知機能低下が遅延する効果」が認められ薬価収載されています。ところが、この薬を過剰評価する彼らは、「薬価収載の事実を超越した効果」を講演したり、製薬会社のパンフレットに記載したりしています。私も、同じ穴のムジナか！「明日から使える抗認知症（AD）薬の極意」なるものを伝えたいとも思ってきました。しかし、認知症診療の経験が長くなればなるほど、悩みは深くなる一方なのです。

本章では薬物療法について、まず総論を教科書的に記し、各論にて煩悩を語っていきます。

エビデンスに基づいた抗認知症薬─ステージ別の薬剤選択

1）現在、日本で使用されている抗認知症（AD）薬

現在、日本で使用されている抗認知症（AD）薬4種は、極めて優秀なエリートドラッグです。過去から最近に至るまで、何百種類の抗認知症薬候補として、しのぎを削って開発されてきた薬は開発過程で99%以上が水面に浮かぶ泡のように消滅していく運命にありました。この4種は、厳しい試験に合格し、狭き門をくぐり抜けてきました。先行した欧米における臨床試験のメタアナリシスでも風雪をしのいできた4種なのです[1]。

「認知症に伴う自然な認知機能低下が遅延する効果」という薬価収載に関しては、エビデンスレベルが高いといえます。

日本神経学会が提唱している『認知症疾患診療ガイドライン』からADの病期別薬剤選択のアルゴリズム（図1）を記します。

軽度のADであれば、アリセプト®、レミニール®、リバスタッチ®の3剤のコリンエステラーゼ阻害薬（cholinesterase inhibitor：ChEI）から、1剤を選択します。日本では、保険診療上、アリセプト®のみが単独使用可能な時代が先行かつ長期政権を担いました。ほかのChEIやメマリー®は2012年からの臨床デビューと歴史が浅いです。しかしながら欧米では、本邦に先立って、4種の抗認知症薬のすべてに対して、十二分の経験があり、臨床的にもエビデンスの構築があります。図1のアルゴリズムは、欧米のエビデンスに則ったものです。メタアナリシスによれば、軽度〜中等度ADに対して、アリセプト®、レミニール®、リバスタッチ®ともエビデンスレベル1で有効であり、認知症の中核症

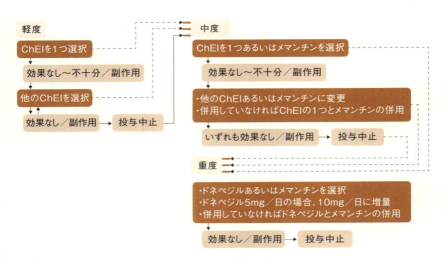

図1 アルツハイマー型認知症(AD)の病期別薬剤選択のアルゴリズム

状である増悪の遅延効果という視点に立てば、その薬別の薬効に有意差はありません（図2）。これらの臨床試験では、認知機能の客観的指標としてADAS-cog（Alzheimer's Disease Assessment Scale-cognitive）が用いられています（Point ①）。

2）介護環境を考慮してステージ別の薬剤を選択

介護環境に応じて、患者さんが服薬励行しやすい視点を加味して、先生方の使い慣れたChEIの1剤を選択すればよいでしょう。

ChEIの副作用としては消化器症状が有名ですが、徐脈や失神にも注意を要します。ChEIの投与前に心電図のチェックは必要です。徐脈やAV block

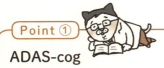

Point ①
ADAS-cog
　記憶・実行機能・言語・視空間認知などの総合的な認知機能をみる認知機能テスト。臨床試験などで、抗認知症（AD）薬の効果判定などの指標検査として用いられることが多い。

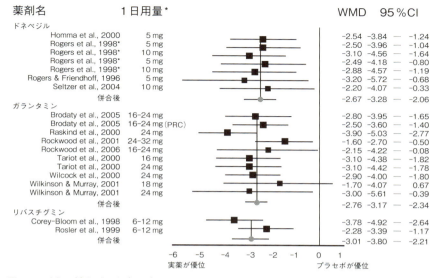

図2　3種の抗認知症（AD）薬のメタアナリシス
認知アウトカム（ADAS-cog）のメタアナリシス、実薬とプラセボとの比較。3種間では有意差はなかった。

（atrioventricular block、房室ブロック）を認める場合は、ChEI は禁忌です。救急外来に排尿失神などで搬送される患者さんが、ChEI を服用していることは意外に多いです。

軽度 AD にメマリー®は適応がないこともエビデンスに基づいています。メマリー®は軽症に使用されると効果がないだけでなく過鎮静などで ADL（activities of daily living）が低下するというデータが多くあります。

ここでは、いかに AD の軽度・中等度・重度のステージを区別するかということが大きな課題となります。最も妥当性がある重症度分類は、患者さんの生活動作の把握による判断です（Point ②）。

HDS-R や MMSE（Mini-Mental State Examination）などの点数を鵜呑みにすると評価を誤ります。例えば、失語症が著明なケースや BPSD（Behavioral and psychological symptoms of dementia）が生じているタイミングでは、ステージを誤って重く評価してしまう危険があります。

認知症の場合、家族の愁訴に耳を傾けると、もの忘れは改善することはなくひどくなる一方ですし、さらに不穏、興奮、焦燥など BPSD が現れると、家族

はその重症感を切々と訴えます。それに同情し、ChEI もメマリー® も極量に至ると、事態はさらに深刻となる場合が多くあります。その場合、認知症の病理や介護環境を見直すことが先決です。BPSD は、まずは薬物療法ではなく非薬物療法（デイサービスの利用など、患者さんと家族のストレスケア）で対応することが重要です。当院紹介患者さんでも、本来、AD としては病理的・薬理的に軽度として対応がなされるべきなのに、重度の薬物療法がなされているケースが後を絶ちません。怒鳴る・暴れるという BPSD がいくらすさまじくても、1 人でご飯が食べられてお風呂に入っているのならば AD として重度ではないのです。もちろん、前頭側頭型認知症（frontotemporal dementia：FTD）の病理が色濃いケースも多いのですが。この場合、抗認知症薬の減薬と介護環境の改善で、ADL が改善する場合が多いです。重症度分類のポイントは、記憶機能や不穏・興奮などの BPSD の度合いに左右されることなく、生活実行機能に注目すべきだと思います（Point ②）。

先生方が、まず選んだ ChEI が「暖簾に腕押し」の感触の場合、あるいは、ADL の支障が目立ってきた場合は、今まで使用してきた ChEI に固執しないで、ほかのものに切り替えてみるのも一法です。

この際も、ご本人・家族と十分にコミュニケーションをとって、日常生活の様子を把握する姿勢が重要です。一般の脳神経外科外来で、ご高齢の典型的な AD の患者さんの場合、適切な介護環境の整備がなされていれば、アリセプト® 5mg か、リバスタッチ® 18mg 以下で事足りる場合が多いです。それ以上の用

Point ②

生活動作に注目した認知症の重症度分類
軽度：社会的な活動を中心に支障。
・仲間と、ゲートボールやカラオケで楽しむことができない。
・地下鉄に乗って買い物に行くことができない。
中等度：家庭での活動にも支障。
・料理や掃除などの家事がスムーズにこなせない。
重度：自分自身の身の回りのことができなくなる。
・食事、着替え、お風呂に入ったりすることが 1 人では困難。

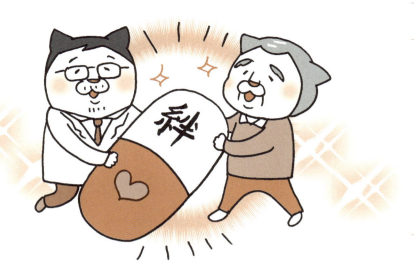

量や併用を要する確率は極めて低いです。前頭側頭型認知症などほかの認知症の病理が混入している場合は、なおさら、高用量や多剤併用の余地はありません。若年発症で、進行が早いADや、重度まで進行して興奮性のBPSDが目立つケースには、メマリー®の併用投薬が有効です。

「薬価収載を超越した効果」を生み出すには？

　私は、医師会の先生方に抗認知症薬の使い方のお話をする際に、必ず次の3つのことを伝えます。
①認知症の薬には、薬効だけではない力があります。それは、投薬のための継続受診によって、患者さん・ご家族・医師との間に絆が生まれるということです。
②その際、患者さんに対しては、「あなたの健康は私が見守らせていただきます」という姿勢で安心感を与えてください。
③ご家族に対しては、「認知症から生じるさまざまな問題を、私（医師）や介護（ケア）機関と連携して一緒に考えて解決していきましょう」と言って、ご

家族がお持ちの「認知症は絶望の病である」という誤解から救い出してあげてください。

「薬価収載の事実を超越した効果」を生み出すのは、薬の薬効そのものではなく、医師と患家との絆です。

次項では、AD 以外の認知症の病理の「鑑別と併存」をターゲットにした「薬価収載の事実を超越した効果」について、悩み深い具体案に進みたいと思います。

認知症病理の「鑑別と併存」を意識してテーラーメイドへ

医療の大原則が、「科学的診断に基づいた治療」であることに異論はありません。認知症の薬物療法の前提となるのも、認知症の病型診断です。AD（Alzheimer's disease：アルツハイマー型認知症）か？ FTD（frontotemporal dementia：前頭側頭型認知症）か？ DLB（dementia with Lewy bodies：レビー小体型認知症）か？ VaD（vascular dementia：血管性認知症）か？ それとも iNPH（idiopathic normal pressure hydorocephalus：特発性正常圧水頭症）か？ あるいは depression（うつ病〔性仮性認知症〕）か？ epilepsy（てんかん〔性健忘〕）か？ ゆえに、本書では、それぞれの病型の特徴と、その鑑別のポイントについて記してきました。しかしながら、認知症の鑑別診断は、多くの場合、一筋縄ではいきません。

その最大の要因は、一人一人の認知症患者の発症に関与している病理は複合的であることが多いからです。

高齢になればなるほど、認知症の成り立ちにさまざまな病理が多く絡み合っています。むしろ、単一の病理であることのほうが珍しいといっても過言ではないでしょう。1人の高齢者の歩行障害の原因でも、「膝も悪いし、腰も曲がっている。栄養障害もある。脳梗塞で筋力低下もある」などと、multi-factorial であるのと同じことです。よって、認知症の薬物療法の前提には、その病理の鑑別をする視点だけではなく、その併存を洞察することが重要です。「鑑別と併存」を意識した「さじ加減」が必要になります。そして、時には、臨床的診断にとらわれず、加療的診断をすることが必要になります。私たちの究極の目的

は、認知症の分類をすることではなく、患家の ADL を安定させることなのです。

　卓越した臨床家であり、かつ優れた神経病理学者であったアルツハイマー（Alois Alzheimer）博士でさえ、認知症の「鑑別と併存」の件で、悩んでいた歴史があります。

アルツハイマー博士も気づいた多様性

1）第 37 回南西ドイツ精神医学会

　1906 年、医学会の地方会で、アルツハイマーが症例報告をしました。患者はアウグステ・D、女性、51 歳。彼女は、徐々に「もの忘れ」がひどくなり、家事が困難になりました。さらに、「嫉妬妄想」も来して受診しました。担当医のアルツハイマーは、彼女は精神的な問題だけではなく、脳の器質的な病変による認知症であると診断しました。しかも、当時の認知症の原因として頻度が多かった梅毒や脳血管障害ではなく、ほかの原因による認知症であると推測しました。そして、死亡後、脳解剖を施行します。彼女の脳は著明な脳萎縮を呈していました。アルツハイマーは、全皮質に老人斑を多数見出しました。さらに、神経細胞内に嗜銀性物質が貯留（神経原線維変化）し、多くの神経細胞は消失していました。人類史上初とされる AD のケースレポートです（P.108 参照）。

2）特急で、特異的な疾患単位とみなされた AD

　AD が特異的な疾患単位であることが、迅速に確立された背景には、アルツハイマーの師匠であったクレペリン（Emil Kraepelin）の存在が大きくかかわっています。クレペリンは近代西洋精神医学の祖と称されている精神医学会の大御所でした。1910 年からの仕事で、彼のライフワークに『精神医学教科書』の刊行がありました。その「老年期、初老期の精神障害」の項で、アルツハイマーが報告した症例を「アルツハイマー病」と命名することをクレペリンが提唱しました。当時、まだたったの 6 例しか類似症例が蓄積されていなかったのです。まさに、鶴の一声で、AD は特異な疾患概念として世界的に発表されたのです。

この性急なクレペリンの行動は、後世では批判も多く、精神医学史的に論考されています[2]。

クレペリンの性急な行動の動機はピック（Arnold Pick）へのライバル心だった、とか。いやいやピックのみならずフロイト（Sigmund Freud）への対抗心が強かったからだ、などの諸説が唱えられています。

歴史の真相は闇の中ですが、アルツハイマーの洞察力・クレペリンの政治力によって、AD という疾患概念が金字塔を打ち立てて現在に至っていることは事実です。

3) アルツハイマーも気づいていた「認知症の病理の多様性」

クレペリンはいざしらず、アルツハイマーは謙虚な学者だったようです。権威主義による白黒型の思考はしていませんでした。アルツハイマーは 1911 年に、AD と診断した自験では 2 例目を報告します。その症例は、記憶障害や失語を主訴とし、高度の荒廃状態に陥り亡くなりました。解剖の結果、脳萎縮は側頭回に限局的に著明でした。老人斑の出現と神経細胞の消失は認めるものの神経原線維変化は老年認知症として典型的ではありませんでした。そして、そこには巨大な嗜銀性の球（後のピック球）を認めました。アルツハイマーはこのケースレポートの discussion で、ピック（当時、プラハ大学教授）の研究に関して言及します。

「認知症の解明のためには、ピックが詳細に研究している限局性脳萎縮例について言及する必要がある。私が経験した症例も、ピックの報告例と類似性を示す。老人性の限局性脳萎縮については十分な研究がなされていない。その意義が不明であるために、ここでは自らの観察例を提示することにした。疑問に答えるためには、今後症例を増やして検討する必要がある」。

この発表から間もなくの 1915 年に、アルツハイマーは腎不全で鬼籍に入ります。アルツハイマーがケースレポートした 2 番目の症例は、なんと！ FTD（ピック病）の病理が色濃かったようなのです。

アルツハイマーは、自らの名前を冠した老年認知症の症例を多数積み重ねました。その過程で、認知症の病理には多種性・多様性があることに気づいていきます。AD と診断しながらも、その病理が一筋縄ではいかないことを認識していたのに相違はないのです。

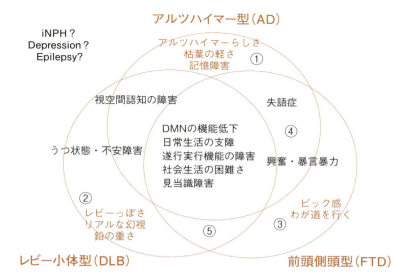

図3 認知症の鑑別と併存

アルツハイマーが教えてくれたことは、認知症の病理は一筋縄ではいかないこと。臨床家は鑑別診断を決しながらも、ほかの病理の併存にも心を砕くことが重要であるということではないでしょうか。

認知症の鑑別と併存

高齢者の認知症は、実は、単一な病理であることは少ないです。実臨床では、AD・FTD・DLBなどの病理が混在することのほうが多いです。これは、臨床家の実感であるだけではなく、剖検をする病理学者の本音でもあります。偉大なる臨床家で病理学者のアルツハイマーでも悩んでいたのですが、われわれの悩みのほうがより深刻になっています。認知症の臨床・病理・バイオマーカー・分子病態学などの日進月歩の発展によって、「鑑別と併存」の悩みは、アルツハイマーの時代よりも加速度的に深くなっています。

私は、実臨床で、図3のようなイメージをもって1例ごとに臨んでいます。目前の症例は、まずは、treatable dementiaと称されるiNPH、Depression、

表1 認知症のタイプ別薬物療法の概念図

認知症の度合い	アルツハイマーらしさ　　　レビーっぽさ　　　ピック感	
中核的障害	意欲の低下・元気がない 記憶障害 遂行実行機能・視空間認知の低下　　　失語症 　　　　　　　　　　　　　　　興奮性　　　暴言暴力	
抗認知症薬	High dose ←──────────────→ Low dose	
Sedation	1）抑肝散5〜7.5g（分2〜3） 2）リスパダール® 0.5〜2mg（day）	1）ウインタミン® 9〜37.5mg（分3） 2）ジプレキサ® 2.5〜10mg（VDS）
不眠	1）ルネスタ® 1〜2mg 2）マイスリー® 5〜10mg 3）リフレックス® 15〜30mg	

Epilepsy の病理の芽はあるのかないのか？ その可能性が低い場合は、3大認知症（AD・FTD・DLB）のどの病理がどの程度のウェイトを占める立場なのか（VaD は AD や DLB に準じます）。目前の症例は、3つの輪のうちのどこの位置に属するか？ 記憶障害が主体の典型的な AD らしいけれども、DLB や FTD らしくないなら①に属します。明瞭に DLB なら②に属します。ピック感が著明ならば③に属します。記憶障害と失語症が著明で、興奮性が亢進して、AD と FTD の病理を足して2で割ったような症例であれば④に属します。リアルな幻視と失語症が際立っていて、FTD + DLB の病理を足して2で割ったような症例ならば⑤に属します。

認知症の「さじ加減」

　若年発症は、その病理に特異性が高いです。50歳で発症の記憶障害が主体で、アルツハイマーらしさも、Aβなどバイオマーカーも AD に矛盾しないのなら①に属し、薬物療法は『認知症疾患診療ガイドライン』（日本神経学会、第11回参照）に準じてよいでしょう（表1）。

　さらに若年発症で、失語症が強く、前頭葉症状による反社会性で家族が疲弊しており、MRI での左右差のある前頭側頭葉の著明な萎縮を認めるなら FTD

単独の鑑別で③の立ち位置となるでしょう。ChEI は控えめな量が妥当でしょう（図4）。若年性の場合は、医学的・社会的視点からも、神経画像やバイオマーカーなどもストイックに施行する必要があります。

しかし、高齢者の場合は、全人的医療の視点からも迅速な加療的診断も必要です。

無気力で、「もの忘れ」が目立ち、失語は認めないケースはまず AD を推定し、『認知症疾患診療ガイドライン』に準じて ChEI を投与します。ChEI は、認知症の薬物療法の基本となります。認知機能低下の遅延効果という大前提以外にも、無気力・うつ症状・不安・焦燥といった BPSD に対しても有効です。AD の BPSD 全般に対して ChEI は効果があるとのメタ解析があります[3]。

興奮性の抑制については、リバスタッチ®とメマリー®でエビデンスがあります[4]。

ChEI が「暖簾に腕押し」で、急速に ADL が低下する場合は、iNPH、depression、epilepsy などの徴候を見落としていないかを再考します。なぜならば、3大認知症の経過中にも treatable dementia の病理が混在してくる場合もあるからです。本書でも前述しましたが、iNPH や epilepsy は AD に併発しやすいです。AD が主体であると判断していた症例でも、時の移りゆく過程で、tap test やテグレトール®の試験投与が、ADL の向上に必要になることは多くあります。

失語や興奮性が前面に出て、ChEI で BPSD が悪化したとしたら、FTD を想定して、ChEI の減量や中止を考えなければなりません。逆に ChEI のレスポンスが極めて良い場合は、DLB の病理が色濃いのでしょう。AD と DLB は合併することが多いです。しかも、その病理配分は時間とともに変化します。典型的な DLB だと考えていた症例も、進行すれば海馬傍回の萎縮も著明となり AD と区別がつかなくなる場合が多くあります。逆に典型的な AD が、高齢に至り、リアルな幻視やパーキンソニズムを呈し、DLB の診断基準を満たしてくることもあります。その場合、DLB の薬物に対する過敏性への配慮が最優先となります。

DLB では、多彩な薬剤に対して過敏性を認めます。表2に DLB も想定した認知症の患者さんに注意を要する薬剤をまとめます。

認知症の食思不振に対して、ドグマチール®（50 〜 100mg：2 〜 3 回／日）

表2　認知症の薬物療法の原則
認知症(特にDLB)で注意を要する薬剤をNG傾向で記す

	OK傾向	NG傾向
うつ症状 不安症状	低用量のSSRI／NaSSa セディール®10〜20 mg ルネスタ®1〜3 mgなど	抗不安薬ベンゾジアゼピン系など デパス®・ソラナックス® ドグマチール® ハルシオン®・ロヒプノール®
抗パーキ ンソン病薬	低用量のL-dopa ネオドパストン®・メネシット® 低用量300 mg以下	ドパミン受容体刺激作用など カバサール®・レキップ® アーテン®・シンメトレル®など
その他		PL®など風邪薬・抗アレルギー薬・ H₂ブロッカー

は有効ですが、DLBでは、パーキンソニズムが増悪することがあり注意を要します。

　レム睡眠行動障害には、リボトリール®(0.5〜2mg：眠前)が、むずむず脚症候群には、ビ・シフロール®(0.125〜0.75mg：就寝2〜3時間前)が奏効する場合が多いですが、規定量よりも少量からスタートし、全身病としてのDLBの副作用を慎重にモニターする必要があります。

　DLBとFTDが合併することも日常茶飯です。リアルな幻視を筆頭にDLBの診断基準を満たすのですが、脳萎縮は前頭側葉に強く失語症も強いケースは多くあります。今の症状と経時的変化を鑑み柔軟に診断の立ち位置、さじ加減を調整していかねばなりません。

　興奮性の高い重症認知症にメマリー®が奏効したなら、その病理はADです。「暖簾に腕押し」の場合は、FTDの病理を感じることです。

　表1でも示したように、ADやDLBの病理が強い場合、抑肝散は有効です。副作用が少ない漢方薬とはいえ、低カリウム血症と浮腫には注意してください。認知症の臨床では、抗精神病薬の投与やむなし、というシーンがあります。その場合、次の3S処方を心掛けてほしいと思います。

【3S 処方】

1）**Simple**：基本的に単剤で用いる。抗精神病薬と抗不安薬、睡眠薬などと多剤併用は避ける。

2）**Small**：用量は低量で開始し、増量は慎重にする。特に DLB の場合は、リスパダール®で 0.25 ～ 0.5mg から開始し、2mg までで制御不能なら入院を検討する。

3）**Short**：短期間、1 ～ 2 カ月以内の使用を心掛ける。修羅場を乗り切ったら漸減する。

　FTD 感が強く興奮性が高い症例は、抑肝散や、グラマリール®、リスパダール®が「暖簾に腕押し」の場合が多いです。その場合はウインタミン®9 ～ 37.5mg（3 回／日）を用います。それでも在宅・施設入所が困難で、精神病院入院が検討される場合、私は、ジプレキサ®2.5 ～ 10mg（眠前）を使用しています。

　不眠には、筋弛緩作用が軽い、ルネスタ®・マイスリー®・アモバン®が使いやすいですが、「暖簾に腕押し」の場合は、NaSSA（Noradrenergic and Specific Serotonergic Antidepressant：ノルアドレナリン作動性・特異的セロトニン作動性抗うつ薬）としてリフレックス®15 ～ 30mg を夕・眠前に追加しています。

非 AD に対する抗認知症薬のエビデンス

　以上、認知症の鑑別と併存を意識した「さじ加減」を記してきました。最後に、AD 以外の病理に対する抗認知症薬の有用性を探った論文を紹介します。

・FTD に対する ChEI のエビデンスは不十分で、アリセプト®では興奮症状などの BPSD 悪化の報告があり [5,6]、リバスタッチ®では BPSD や遂行実行機能障害に有効とのオープンラベルの報告があります [7]。

・FTD に対して、メマリー®のメタ解析があり、認知機能や BPSD には無効でした。しかし、全般臨床評価では有効との報告もあります [8]。

・DLB に対してはドネペジルが国内では適応があります。リバスタッチ®もプラセボ対照二重盲検比較試験で有効との報告がありますが [9]、レミニール®で

第11章　認知症の薬物療法

抗認知症（AD）薬の特殊性

131

はRCTの報告がありません。

・VaDに対してAD治療薬4剤はすべて認知機能に対して有用とのメタ解析がありますが、使用にあたっては十分な根拠はないとの報告があります[10]。

・DLB、FTDと臨床診断されていてもADの病理を有することが多々あるため、合併を配慮した薬物療法が必要となります[11~13]。VaDも同様です。

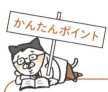

かんたんポイント

① 認知症の診療を成功させるには、抗認知症（AD）薬の特殊性と認知症のステージ（病期）を意識した選択をする必要がある。

② 4種の抗認知症（AD）薬は、臨床試験のメタアナリシスでも、その有効性が確立された薬剤である。しかし、エビデンスレベルが高い抗認知症（AD）薬の効果とは、「認知症に伴う自然な認知機能低下が遅延する効果」である。これ以上でもこれ以下でもない。

③ 薬物療法以前に、患者さんと家族の切実たる愁訴に耳を傾けて、その日常生活の状況を把握する姿勢が必要である。「薬価収載を超越した効果」を生み出すのは、薬効そのものではなく、医師と患家との絆である。

④ 認知症の診療では、1例ごとに、AD、FTD、DLB、depression、iNPH、epilepsyなどの病理の「鑑別と併存」を意識した、テーラーメイドな「さじ加減」が必要である。

⑤ 白黒型の鑑別診断に対しての紋切り型の薬物療法ではなく、患者さんとご家族の切実たる愁訴に耳を傾けて、臨機応変な加療的診断も大切である。

⑥ 初診から、ADLの改善に有用と信ずる、慣らし運転のような加療を施行し、その反応性に応じて、刻々と、その診断とさじ加減を流動的に見直していく姿勢が重要である。

文献

1）Raina P,et al. Effectiveness of cholinesterase inhibitors and memantine for treating dementia: evidence review for a clinical practice guideline. Ann Intern Med. 148, 2008, 379-97.

2）松下正明ほか. ピック病：二人のアウグスト（山鳥 重，彦坂興秀，河村 満ほか編：神経心理学コレクション）. 東京，医学書院，2008，300p.

3）Campbell N, et al. Impact of cholinesterase inhibitors on behavioral and psychological symptoms of Alzheimer's disease : a meta-analysis. Clin Interv Aging. 3, 2008, 719-28.

4）Cumbo E, et al. Differential effects of current specific treatments on behavioral and psychological symptoms in patients with Alzheimer's disease : a 12-month, randomized, open-label trial. J Alzheimers Dis. 39, 2014, 477-85.

5）Mendez MF, et al. Preliminary findings : behavioral worsening on donepezil in patients with frontotemporal dementia. Am J Geriatr Psychiatry. 15, 2007, 84-7.

6）Kimura T, et al. Pilot study of pharmacological treatment for frontotemporal dementia：risk of donepezil treatment for behavioral and psychological symptoms. Geriatr Gerontol Int. 13, 2013, 506-7.

7）Moretti R, et al. Rivastigmine in frontotemporal dementia : an open-label study. Drugs Aging. 21, 2004, 931-7.

8）Kishi T, et al. Memantine for the treatment of frontotemporal dementia : a meta-analysis. Neuropsychiatr Dis Treat. 11, 2015, 2883-5.

9）McKeith I, et al. Efficacy of rivastigmine in dementia with Lewy bodies:a randomised, double-blind, placebo-controlled international study. Lancet. 356, 2000, 2031-6.

10）Kavirajan H, et al. Efficacy and adverse effects of cholinesterase inhibitors and memantine in vascular dementia：a meta-analysis of randomised controlled trials. Lancet Neurol. 6, 2007, 782-92.

11）Shimada H, et al. β-Amyloid in Lewy body disease is related to Alzheimer's disease-like atrophy. Mov Disord. 28, 2013, 169-75.

12）Forman MS, et al. Frontotemporal dementia : clinicopathological correlations. Ann Neurol. 59, 2006, 952-62.

13）Kertesz A, et al. The evolution and pathology of frontotemporal dementia. Brain. 128, 2005, 1996-2005.

コラム⑪

『深夜特急』のエピソード

　認知症の薬の話になると、いつも私は、ある小説のワンシーンを思い出します。

　その本は、沢木耕太郎の『深夜特急』（新潮社）。主人公である沢木氏自身が、1人旅で日本からロンドンまで、ユーラシア大陸を横断する旅行小説です。それは、飛行機をほとんど使わず、乗り合いバスなどで移動し安宿に泊まる貧乏旅行でした。バックパッカーの格安海外旅行のバイブルともなった本です。

　さて、本書でも取り上げた投薬と患者さん・家族との信頼に関連するような挿話は、インドの安宿で展開されます。沢木氏は香港からバンコクにたどり着き、インドに入ります。そのころには、貧乏長旅の影響で疲れ果てていました。衰弱した沢木氏を、突然の激しい頭痛・発熱と猛烈な疲労感が襲います。何とか安宿を見つけ、ベッドに転がり込みました。部屋の床で苦痛にうめいていたところ、宿のインド人従業員が、ノックをして入室してきました。彼は、横たわる沢木氏に向かって、日本では見当たらない、毒々しい緑色をしたカプセルの薬を差し出してきたのでした。そして、強面のエキゾチックな顔ながら、にこやかに「Take this medicine！」と服用を勧めてきます。沢木氏は意識朦朧とした中で、「これは毒薬で、とどめを刺されて身ぐるみ剥がれるのではないか？」などと不安・恐怖を感じました。その半面、「俺が具合の悪いことを察知して、親切で薬を持ってきてくれたのか！」とも感じ、信じて思い切って薬を飲みます。幸い、薬が著効したのか、髄膜炎のような症状は次第に軽快し、沢木氏はそのインド人に深く感謝し、宿を去って次の目的地に向かいました。

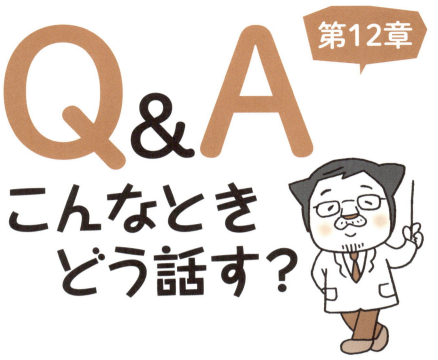

第12章
Q&A こんなときどう話す？

患者・家族からの質問に答える技術

　かかりつけ医の先生方にとって、認知症診療で困ることは、家族からの認知症患者さんに対しての具体的な対応法についての質問なのではないでしょうか？

　通常の医療現場の場合、医師の立場として大切なことは、適切な診断と薬物療法のさじ加減に尽きます。しかしながら、認知症診療の場合はプラスアルファがあるから大変です。診断加療以上に大切なことは、家族への認知症介護のスキルの伝授。

　かかりつけ医は、患者・家族や介護スタッフに、さまざまなたくさんの対応法や介護スキルに関する質問を浴びせられます。そこで、彼らからの信頼を勝ち取り、未来永劫に繁栄する医療機関を運営するには、認知症の対応法についてわかりやすく説明できるスキルを身に付けることが必要です。

　医師に寄せられがちな、家族からの質問を、Q&A形式で考えてみました。

Q1 先生、親がどうしても薬を飲んでくれません！どうすればよいですか？

Kさんは、認知症と診断されて抗認知症薬が処方されました。ところが、いざ、朝食後の服用時間になると、「どうしてワシが薬なんか飲まなきゃいかんのだ！」といった調子で飲んでくれません。さて、医者は、このような状況の家族にアドバイスする場合、次の①〜⑤ではどれがベターでしょうか？

①家族が本人に「認知症が進みますよ」と言う
②家族が本人に「頼むから飲んで！」と懇願する
③「私もメタボの薬を飲んでいるのよ。お父さんの薬は老化予防のガソリン補給なんだから、飲まないとね」と歩み寄る
④薬を飲む剤型（錠剤・粉・ゼリー状・水薬・貼り薬など）や時間の変更を検討する
⑤食品に混ぜる

A

他の病気であれば、家族が本人を病院に連れていって、診察を受けさせて、薬を処方してもらえば、ひとまず安心、ということになります。しかし、認知症の場合は、一筋縄ではいきません。というのは、受診後、ご本人が金輪際、薬を飲まない、という予期せぬ当たり前の事態が待ち受けているからです。

認知症の方が抗認知症薬を持続的に服用し続けることは難しいのです。抗認知症薬の服用を1年以上継続できた方が30％を切ってしまっていることは、愛知の国立長寿医療研究センターのデータでもはっきりと裏付けられています。

繰り返しになりますが、認知症では「痛い・苦しい」といった切迫した自覚症状がありません。抗認知症薬を飲んでも飲まなくても、すぐには、ご本人の状態にこれといった変化は起こりません。

抗認知症薬は、服薬を続けることにより長期的にメリットがあるとされる高血圧の薬と同じようなものです。ご家族は、抗認知症薬のエビデンスを理解されているために②のような気持ちになり、それを本人に理解させたいために①

のように言いたくなるのでしょう。

しかし、①と②の物言いはあまり得策ではありません。私の経験では、抗認知症薬については、認知症の薬物療法の意義を本人に正確に伝える、という正攻法よりも、抗認知症薬のことを例えば「老化予防の薬」とか「若返りの燃料」などといったような、わかりやすい言葉に置き換えて話した方がうまくいく印象を持っています。

本人は、自分のひどいもの忘れに薄々気づいています。しかし、病人扱いはされたくない。俺は変な病気ではないぞ、と。服用してしまうと認知症のレッテルを貼られてしまうような特殊な薬など飲みたくない、と思っているのです。①の言い方では本人に対して、あなたは認知症だ、と露骨にレッテルを貼っているようなものです。また、②のように言われると本人は「自分の病気はそこまで悪化しているのか」と不安を感じてしまいます。

言い方としては③がベターです。「親戚や知り合いのお年寄りの方を見ていると、みなさん病院に行かれたり薬を飲まれたりしながら頑張っておいでよね。娘の私だってこうして薬を飲んでいるのだからお父さんも飲みましょうよ」という言い方には、「薬を飲む」という体験を共有することによって、父親と連帯感を持とうとする配慮が感じられます。このような配慮には本人の不安感・孤立感をいやす効果もあるのです。

④と⑤は医者の技術的な視点です。抗認知症薬には、④でお示ししたように、さまざまな剤型があります。「錠剤が苦手な方は粉やゼリー」。孫と一緒にゼリーを食べる作戦で成功した例もあります。「口に入れるのに抵抗がある場合は貼り薬」などと、本人の好みや家族の誘導のしやすさを優先に選んでいただくのがよいでしょう。薬を飲む時間も臨機応変な対応が必要です。ご家族の事情によって、朝のほうがサポートしやすい場合と晩のほうが適している場合と違いがあるでしょう。BPSD（behavioral and psychological symptoms of dementia）に使われる抑肝散などは、薬をお茶やピーナッツバターに混ぜて飲んでいただくという裏ワザもあります。

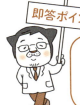

即答ポイント

ご本人と皆さまにとって、無理なく、確実に、服薬できる環境づくりを一緒に考えていきましょう！

Q&A こんなときどう話す？

患者・家族からの質問に答える技術

Q2 先生、長年の「いつもの服薬」は任せてもよいでしょうか!?

　Sさん（78歳）は、アルツハイマー型認知症（Alzheimer's disease：AD）の初期段階と診断されています。Sさんは60歳から毎朝、高血圧の薬を飲んでいます。また、眠れないときには時々、睡眠導入剤も飲むこともあります。今までは薬を飲み間違えたことはないのですが、認知症と診断されてからの今後の薬の管理はどのようにすればよいでしょうか？

①今までどおりでよい
②カレンダーの日付にその日に飲む薬を貼りつける
③薬のシートや袋に飲む日の日付を記入する
④家族から、その日に飲む薬だけを手渡す
⑤さりげなく、食後に飲んでいるところをチェックする

A

　私は長らく、急性期病院で脳神経外科救急医療を行ってきました。高齢の患者さんが意識消失で救急搬送されて来た場合、くも膜下出血か？ 頭部打撲か？ ということになるのですが。ところがです、意識消失の陰には、脳神経外科疾患以外の、意外な犯人が隠れていました。それが、高齢者の、誤服薬による意識障害なのです。

　例えば、高血圧や糖尿病の薬を間違えて多く飲み過ぎた場合は、低血圧や低血糖によって意識を失う危険があります。さらに睡眠導入剤・安定剤なども、その量を誤れば"目が覚めなく"なるでしょう。

　高齢者の場合、誤服薬の陰に潜む犯人は認知症の「近時記憶」の障害である場合が多いのです。自分の親に多少のもの忘れがあっても、「しっかりしているから、まだ薬の管理をしなくても大丈夫だろう」と、自己内服の危険性をご家族が過小評価してしまうのは問題です。

　夜10時に睡眠薬を飲んだSさんですが、30分経ってもまだ眠れません。私たちであれば、近時記憶に障害がないので、「30分前に薬を飲んだから、そろ

そろ効いてくるだろう」などと思っているうちに、いつのまにか眠りについています。ところが、Ｓさんは、30分前に薬を飲んだことを覚えていないため、「眠れないから薬を飲もう」と（２個目の）薬を飲んでしまうかもしれません。朝になって、なかなか起きてこないＳさんの様子を家族が見に行くと、そこには昏睡状態のＳさんの姿が。枕元には、どの袋にも薬が残っていない10個入りワンシートの薬袋———認知症の人の場合、今まで大丈夫であっても、明日、薬の事故が起こるかもしれないのです。

　対応についてですが、①はむろんNGです。②と③は良い工夫であるとは思いますが、万全ではありません。なぜなら認知症になると、「見当識障害」で今日の日付や曜日の認識も低下することが多いからです。カレンダーの日付や薬に書かれた日付の認識自体が誤っていれば、誤服薬につながってしまいます。

　④が最も確実で、実用的な方法でしょう。しかし、この場合も本人の自尊心を傷つけないようにさりげなく行うように家族にご指導ください。本人には、「薬の管理くらい自分でできる・やりたい。自分はそこまでボケていない」という気持ちが強いからです。もっていき方を誤ると「薬を飲むのを忘れてしまうほどボケていないわ！」と意固地になってしまわれるかもしれません。

　⑤でも悪くはないのですが、この方法にする場合は、残薬のこまめなチェックが必要となります。また、睡眠薬や鎮痛剤のような頓服の場合は、危険を伴います。

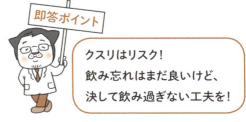

即答ポイント

クスリはリスク！
飲み忘れはまだ良いけど、
決して飲み過ぎない工夫を！

Q3 先生、主人がキレやすくなって困っています! どうすればよいですか?

Tさん(82歳)は最近、もの忘れが目立ってきました。ある日の午前中に、奥さんがTさんに、「お布団を干して出かけるけど、天気予報は午後から雨なの。悪いけれど、お昼頃に取り込んでおいてくださいね」と頼んでから外出しました。ところが……夕方、土砂降りの中を帰宅した奥さんが目撃したのは、干されたままズブ濡れになっている布団でした。

ショックを受けた奥さんは、リビングでテレビを観ているTさんのところに行って、「なんで布団を取り込んでおいてくれなかったの! 午後から雨の予報だから、お昼頃までには取り込んでおいてって、あなたに頼んだじゃないの」と少し強い調子で言いました。

そうしたところ、Tさんが突然、「嘘をつけ! ワシはそんなことをお前から頼まれた覚えなど一切ない! お前、ボケてんのか、このバカタレが!」と怒鳴ったのです。

奥さんは、夫が布団の取り込みを忘れていたことにショックを受けましたが、それよりも、これまでに見たことがない異常なキレ方を夫がしたことに大きなショックを受けたのです。不安が心の中に一気に広がってしまいました。

Tさんがキレた原因を分析して対応するには、奥さんに次の5項目について考えていただきます。

① AD
②近時記憶の低下
③病識がないこと
④自尊心の危機
⑤奥さんの強い口調

A

①~⑤まですべてが関係して、日頃は穏やかな性格のTさんがキレてしまっ

た、ということを奥さんに理解していただく必要があります。

　ADになると、少し前に見たり・聞いたり・経験した重要な出来事が記憶に残らなくなります。つまり、奥さんから「お昼までには、布団を取り込んでおいてください」と頼まれた記憶が、Tさんには本当に残っていなかったのです。

　さらにTさんには、自分の「もの忘れ」がひどいという自覚がありません。症状・病気に対するご自分の客観的認識（病識）がないのです。ですから、奥さんに高飛車に責められると、その理不尽に激しい怒りを覚えたのです。自尊心が傷ついてしまったのです。その結果、これまでにないキレ方をしてしまったと考えられます。

　本人の「怒りっぽくなった」「ボーッとして、今までやっていたことをやらなくなった」という心因反応が、本人・家族がより安定した生活を目指すための対応策を考える際の大きなヒントになることがあります。また、認知症の早期発見のきっかけにもなります。

　「今までにないキレ方をする」という現象を"サイエンスする"――どうしてこのような症状が出るのかを理解する――ことにより、本人・家族の生活の質を高めることができるのです。今まで温厚だった方がキレるということの裏には、今までとは変化した、よほどの状況が潜んでいるのだ、と考えることが第一歩でしょう。そしてご本人の心情に共感して、責めたり、否定したりしないで温かく見守る。そうはいっても、毎日の生活のこと。医師は、家族が教科書的な「完璧な介護」をすることは不可能であるということにも共感してあげてください。「お宅の介護はレベルが高い方だよ」「たまには、ケンカしてもいいんだよ」。BPSDが悪化する場合＝家族の訴えが軽減しない場合は、抑肝散をはじめ、薬物療法の検討をする必要があることも多いです。

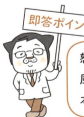

即答ポイント

怒るのも症状の一つです。
風邪の症状の咳と同じ感覚で対応を！
本人なりの理由が必ず隠れているのですから。

Q4 先生! 車の運転はどうしたらよいの?

Nさん（76歳）は、「もの忘れ」が進んで、家族同伴で行った総合病院で ADの初期だと診断されています。しかし、Nさんの認知症はまだ初期段階なので、近時記憶の障害は認められますが、身の回りのことは、大抵できます。車の運転も上手で、家族の目から見ても危なっかしくありません。さて、家族がかかりつけ医の先生に、Nさんの運転のことについて質問してきた場合、どのような対応をとればいいのでしょうか?

①認知症を悪化させないためにも、今まで通り自由に運転させる
②本人が運転するときは、家族が助手席に乗って注意しながら、住んでいる街の走り慣れた道だけ運転させる
③かかりつけ医や「頭が上がらない人」に「運転は禁止!」と説得してもらう
④皆の説得で、免許を返納させる
⑤公安の書類を書く、あるいは専門医に委任する

A

親が高齢になり、頻繁に自動車事故を起こしたり、危なっかしい運転をしたりするようになってきたら、本人が認知症であろうがなかろうが、家族としては、親に運転させない努力をし始めることでしょう。

近年、ますます深刻な社会問題になっているのが、高齢者の自動車運転ですね。まさに、このNさんのようなケースなのです。

私は、Nさんのような軽度の認知症の方の家族から、「親に運転を続けさせてもよいものか迷っています。やはり止めさせたほうがよいのでしょうか?」といった質問を受けた時には必ず「初期の認知症の状態でも、運転をすることは酒気帯び運転のようなものです」とお答えしています。

認知症の初期段階の人でも酒気帯びしている人でも、物理的には運転することは可能です。大抵の場合は、事故もなく安全に運転できてしまうでしょう。はたから見ても、特殊な検査でもしない限り異常があることには気づかれない

でしょう。自動車学校の実地試験をクリアしてしまうこともあるくらいです。

　ただし、酒気帯び運転と同様に、まだ初期段階とはいえ認知症と診断された人の運転は、認知症でない人と比べて、事故の危険度が格段に高くなります。想定外の状況になった時——通ったことのない道路で迷った時・子どもが飛び出してきた時・急な土砂降りの雨にさらされた時など——に一段と危険度が増します。そのため、法的にも認知症の方の運転は禁止されています。⑤の診断書で医師が、ADであれレビーであれ、どのようなタイプであっても認知症という診断名に○をつけると、自動的に免許は停止されます。認知症と診断された場合は、たとえ軽度の認知症であっても、法律的には酒気帯びと同様に運転は禁止されています。そして、飲酒運転が厳罰化の傾向にあるように、認知症の人による交通事故に対する刑法の目も厳しくなってきています。

　認知症の人の安全・健康を守るためにも、まずは家族が、認知症の人が自動車を運転することがどんなに危険なことかを理解しなければなりません。家族が①②のように考えていては何も始まりません。事故が減らない陰には、このような対応が多いのが実情でしょう。

　家族が理解したら、いよいよ"作戦開始"です。本人が運転をしなくなるように、事を運ばなければなりません。③④でも有効な場合もありますが、目標を達成するにはコツが必要です。

返納を促す技術

　まずNGは「あなたは認知症だから運転をしてはいけない」という高圧的な手法です。強引な法的手段も逆効果です。自覚ができないのが認知症という病の特徴なのですから。このような高飛車で暴力的な方法では、「俺は認知症なんかじゃない」「車の運転は得意だ。いまだに若い者よりうまいわ」と、プライドを傷つけられた本人は、意固地になって運転をやめないどころか家族との人間関係は悪化しBPSDがひどくなります。最悪です。返納を促すには、認知症にスポットライトを当てるのではなく、あくまでも本人のみを案じる姿勢が重要です。

・最近は交通事故が多く、若い未熟なドライバーも増えてきた。今まで無事故

Q&A こんなときどう話す？

患者・家族からの質問に答える技術

無違反で立派にやってきたＳさん。これから高齢者ドライバーになって、それら若者の事故に巻き込まれてしまうと……健康と経歴に傷がつく。ここは勇退の時期では！

・車は便利かもしれないが運動不足になる。車をやめて、こまめに歩いたり電車を使ったりすることが健康長寿に良い。道路も混雑してきているし、ぼちぼち車をやめては……。

　家族のそうした努力が報われて、本人が「分かった、もう二度と運転はしない」「良くわかった、運転は諦めた」と言ってくれた場合は問題ありませんが、そういうことは実際にはまれで、運転することをいっとき断念してくれたものの、未練たらたら、という場合がよくあります。

　高齢者にとって自動車に乗ることは、ステータス（高い社会的地位）を証明する場合もあります。また、「車は人類史上最大のオモチャ」とも申します。本人にとって、「もう一生、車を運転できなくなる」「これからは、自分で車を運転して自由気ままに行きたいところに行けなくなる」「もう二度とハンドルを握ることができない」などということは、受け入れがたい事実に違いありません。

　家族としてはとにかく、本人が物理的に運転できない環境を作ることが重要です。例えば、自宅の車庫・駐車場から自動車をなくしてしまって、本人に車のことを聞かれたら「今、修理に出しているから」と言うのも一法です。

　最近、私の外来でも、本人に対しては、「その場限りの会話法」が効果的であることに気づきました。具体的にはそれがどんな会話なのか、ここにご紹介します（私の説得と家族のご協力で、Ｇさんには車の運転を控えていただいています）。

早春の診断時

「先生、ぼちぼち車に乗ってもよいかね」
「Ｇさん、疲れがまだまだたまっていますから、運転しないほうがいいですよ。それに今は雪がまだ時々降りますから、もうしばらく我慢されて、暖かくなってからにされたらいかがでしょう？」
「わかりました」

陽春の診断時

「先生、そろそろ運転してもいいかね、車に乗らないと何かと不便で」
「でもSさん、車に乗れなくなってから、血圧が下がってきましたよ。車に乗らないから、こまめに歩かれていることが良いのでしょうね。こんな暖かい季節は、車よりも自分の足で出かけるほうが、健康にも気分にも良いですよ。車はまた寒くなったら……」
「わかりました」

　このような会話を繰り返して、早5年。Sさんは今日も元気です。「嘘も方便」ということわざがありますが、日本人は上手に嘘をつくのが苦手です。しかし、私は、人の健康以上に大切なものはこの世にないと思っていますので、患者さんに上手に嘘をつく技術を高めていけるような精進もしています。
　この方法を実行する時には、本人には近時記憶の障害が存在することを忘れないようにしてください。というのは、病院で医者に説得された時には、運転をやめようと納得しても、翌日には医者の話や医師との約束を忘れて運転してしまうからです。免許を返納しても、翌日には、免許を返納したことも免許がないことも忘れてしまってエンジンをかけてしまうからです。家族の中には、医師に書いてもらった診断書や「運転経歴証明書」（運転免許証を自主返納した人に交付される証明書）をクリアファイルなどに保存しておいて、本人が運転をしようとした場合にそれを取り出して、水戸黄門の印籠のように見せている家族もおられます。

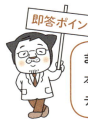

即答ポイント

まずは現場の知恵で対応！
本人・家族が自然に運転から遠ざかれるような
テーラーメイドの配慮を。

Q5 嫉妬妄想をなんとかして！

　ドイツ人女性のアウグステ（51歳）さんは、ご主人のことをとても愛していて、得意の手料理を御主人に振舞うことを生きがいにしていました。しかし彼女は、若年性アルツハイマー病を発症、記憶障害・遂行実行障害が進行し、料理が上手に作れなくなりました。そして、ある日、ご主人が外出先から帰宅すると、開口一番、「あなた！　浮気しているでしょ！」。「嫉妬妄想」が始まり、取り乱す毎日となりました。さて、あなたがかかりつけ医だったら、ご主人にどのようにアドバイスするでしょうか？

①「俺が浮気なんかするわけないだろ！」と奥さんにキレ気味に話す
②精神科を受診してもらう
②もの忘れ外来を受診してもらう
③奥さんに安心感を与える生活の励行（料理をほめる・一日に何度も「愛してるよ」と言う・感謝を示す）を促す
⑤ご主人がいつも奥さんに寄り添うようにする
⑥認知症の介護施設のデイサービスなどを利用してケアを充実する

　嫉妬妄想やもの盗られ妄想などの「妄想系」については、まずは、中核症状——高次脳機能の低下を示す症状で、認知症の人には必ずこれらの症状が出ます。具体的には記憶障害・見当識障害などのこと——が現れたことによって、本人が今までできていたのにできなくなっている「生活での支障」に対する的確な理解が必要です。

　そして次に、その「生活での支障」があるゆえに生じてくる心の葛藤を想像・推理して共感しなくてはなりません。このプロセスなくして BPSD（心理症状のこと。嫉妬妄想も BPSD の一つ）の対応がうまくいくことはあり得ません。

　アウグステさんの場合、根底にあったのはご主人に対する深い愛情だったの

でしょう。アウグステさんは、ご主人のために得意の手料理を作ることを生きがいとしていたのですが、認知症による遂行実行機能の障害で、段取り良く上手な料理が作れなくなってきて、自分でもイライラしていたのかもしれません。

それと、アウグステさんのご主人は几帳面な人で、いつも外出するときは、「どこそこに行って何時頃に帰る」とアウグステさんに伝えていました。この習慣については、ご主人のほうには変化がなかったのですが、アウグステさんの近時記憶の障害が問題になりました。ご主人が外出先や帰宅時間を妻に伝えても、アウグステさんには、そのことが頭に残らないのです。

アウグステさんは、一人でポツンと自宅にいると、「アレ、主人がいない。私に黙って外出した。今まではこんなことはなかったのに」「最近、私が料理をうまく作れないし、なんだか具合が悪いから愛想をつかされているのでは」「こんな私を捨ててもっと良い女の人のところに行っているのでは」と妄想してしまう心理状態に追い込まれていったのではないでしょうか。そして、ある日、アウグステさんはご主人に直接、「あなた、浮気をしているでしょう」と問いただしてしまったのです。

まったく身に覚えのないご主人は、アウグステさんの突然の妄想発言に、①のような対応をしたのではないでしょうか？ もしそうだとしたら、アウグステさんの猜疑心・嫉妬心はますます燃え上がり、次第に「嫉妬妄想」がエスカレートしていったのではないでしょうか。なぜなら、それまでご主人は一度も声を荒げたことがなかったからです。アウグステさんは、逆ギレしている主人の態度を見て、浮気をしているからこそこんなに動揺しているに違いない、と思うに違いありません。

実際のご主人は、妻の嫉妬妄想に耐えかねて②を選びました。しかし、現代では、認知症の人の妄想の根本原因となる脳の状態を把握することが重要なので、③がベターでしょう。

とはいえ、家族が本人をもの忘れ外来に受診させるのは、特殊な薬物を処方してもらうためではありません。認知症の人（本人）がアウグステさんのように嫉妬妄想に至る過程を、科学的に推理するヒントを家族が専門医から学ぶためなのです。

認知症の中核症状が理解されなければ、「妄想」は「気がふれた」「狂った」で片付けられてしまうでしょう。「気がふれた」という認識からは何の解決も

149

生まれません。中核症状が理解できて、「妄想」に至るプロセスが推理できれば、④⑤のような対応がとれるのです。

認知症の介護対応はマラソンのようなもの、アクグステさんを介護する人がご主人だけでは長続きしません。ご主人も介護疲れしてしまうでしょう。⑥のように、ご主人がいなくても奥さんの気持ちが安定する、第3者のケアスタッフをデイサービスなどで見つけることも重要です。

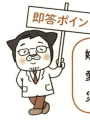

即答ポイント

嫉妬は、人類史上最大の愛情表現ですよ。災い転じて福となしましょう！

※注：本書の中で、このケースだけは私の相談例ではありません。アルツハイマー博士が認知症の患者さんを初めて診た時の事実に基づいたフィクションです。

Q6 先生！もの盗られ妄想を何とかしてください！

　A子さんは83歳です。ご家族はA子さんの「もの忘れ」には多少、気づいていました。しかし、日常生活にはほとんど支障なく、年のせいだから仕方がない、と感じる程度でした。ところがある日、親戚から衝撃の情報が飛び込んできました。「最近、A子さんが、うちの嫁が私のお金をこっそりと盗んでいる、と漏らしていたわよ」というのです。そういえば、時々、A子さんが「財布がない」「通帳がない」と探し回っていることがあります。お嫁さんはA子さんにどのような態度で接すればよいのか？と医者に質問してきました。

①「そんなもの誰も盗りませんよ！」と言う
②A子さんとの人間関係に問題があったのでは、と考える
③つい、「人を疑うなんて性格悪いなあ！」と思ってしまう
④「それは大変ですね。一緒に探しましょう」と言う
⑤「お母さん、最近、会社の景気が良いからお小遣いをあげるね」と言う
⑥デイサービスの利用を考える

　A子さんの世代は、食べ物ですらロクになかった太平洋戦争時代を生き抜いてこられていますので、お金やモノを非常に大切にされています。財布や印鑑はとても大切だから、しっかりとしまっておこうとします。ところが、「エピソード記憶」（孫と遊んだとか、友達と温泉に行った、というような、個人的な出来事の記憶）の障害のために、どこに片付けたかまったく覚えていないのです。

　自分では、いつもの場所に財布をしまって、ちゃんと管理しているつもりなのに財布がなくなってしまった違和感、財布がなかなか見つからない焦燥感、そしてお金がなくなってしまったらどうしようという不安感――こうした不快な感情から逃れ、自分の心を平静に保つための"辻褄あわせ"が、実は「もの盗られ妄想」という症状が出現するメカニズムなのです。

「もの盗られ妄想」は、ADの典型的な症状です。ADという病気になると、ご本人の意思に関係なく「もの盗られ妄想」という症状が出るのです。風邪をひくと「咳」という症状が出るのと同じことです。

この点を理解された上で、本人への対応を考えてみてください。家族の一人が風邪をひいて咳をしていた場合、その人を責めたり、普通ではない扱いをしたりする家族はいないと思います。ですから、本人に「もの盗られ妄想」が出た場合は、家族の方は「病気の症状の一つが出たんだな」と、冷静に受け止めてください。

以上のように、「もの盗られ妄想」は病気の症状の一つなので、むろん、ご本人・お嫁さんの性格が悪い、ということはありませんので、③のように思う必要などまったくありません。また、②のように、本人とお嫁さんとの人間関係に何か問題があったのではないか、などと考える必要もありません。

実は、「もの盗られ妄想」がこじれるのは、家族の方が本人の認知症をまだ受け入れることができないでいる場合なのです。いつも身近でA子さんに接しているお嫁さんは、A子さんの記憶障害を実感・認識していますが、勤めに出ている関係でいつも一緒にいるわけではない息子や他の家族は、A子さんの認知症を受け入れられないのです。

頻繁に財布をなくしては、私の財布を盗んだのは○○だろう！　と家族を疑い責めまくる「もの盗られ妄想」というような、常識ではとても考えられない症状は、認知症がかなり進行した状態でしか出現しないのではないか、と一般的には思われています。

そのために③のように、ご本人の性格の問題にすり変えられたり、場合によっては「母さんが言っているように、本当に嫁が盗んでいるのでは？」などと、義母の物忘れを心配しているお嫁さんが嫌疑を受けてしまったり、という悲劇を生み出します。

「もの盗られ妄想」は、本人の記憶障害に起因する焦燥感・不安感が生み出す症状であるということを、家族全員が認識することが対応の第一歩です。

④「それは大変ですね。一緒に探しましょう」と言う
⑤「お母さん、最近、会社の景気が良いからお小遣いをあげるね」と言う
⑥デイサービスの利用を考える

まずは④のように、「お母さん、それはお困りですね。いつも子どもにお小遣いを下さるのに、財布がなくなっては大変だわ」と、まずは財布がなくなったことに同情しましょう。そして、「一緒に探しましょうか」と、体験を共有しましょう。

それと、「もの盗られ妄想」の予兆があった場合は、本人がいつも財布を忘れたり・隠したりする場所にアタリをつけておくことがポイントです。そして、「もの盗られ妄想」が本格的に始まった場合は、その場所に誘導して、本人自身に財布を見つけさせるようにしてください。お嫁さんが、先に見つけてしまうと、「やっぱり隠したのは嫁だ。犯人だから場所を知っているのだ」ということになりかねません。

ご高齢の方には、「お金がなくなるかもしれない」という不安感が根底にありますので、息子さんなどが折に触れて、⑤のように「お母さん、最近、会社の景気が良いからお小遣いをあげるね」などと言ってお金を渡し続けると（1,000円ずつでもOKです）、「もの盗られ妄想」が消えたという事例もあります。

そして、本人は、いつも家にいると気が紛れないために、どうしても「妄想」が続きやすくなりますので、⑥のようにデイサービスなどを積極的に利用して気を紛らわすことも、この「もの盗られ妄想」問題には大変に効果的です。

即答ポイント

先の大戦は、日本にとって非常事態。飯が食えないから死んでいく。周りは泥棒だらけ。その現場を体験していない僕たちは、いつまでたっても、そこを「生き抜いた」人々には共感できないでしょう。しかし、認知症のBPSDの対応には、そこに思いをはせてまいりましょう。

Q&A こんなときどう話す？

Q7 先生！徘徊を止めてください！

　Jさんは72歳です。家族に黙って外出して、道に迷ってしまって自宅に帰れなくなり、隣町で発見されて警察のご厄介に。とうとう徘徊が始まったのでしょうか？ 家族はどう対応していけばいいのでしょうか？

①外出の理由を聞いてみる
②いつも見張っていて、同行する
③出て行かないように説得する
④家に鍵をかける
⑤デイサービスを利用する
⑥地域の「徘徊SOSネットワーク」の利用やGPSの活用

　「徘徊」と称されるBPSDは、誤解されている場合がほとんどです。そもそも、徘徊と称される行動には、精神的葛藤を抱えてわけもなく街をさまよう、という場合もあります。いずれにせよ、認知症本人の徘徊を、「意味もなくさまよう行動」と捉えるのではなく、「本人には何らかの外出の目的・意味がある」と捉えて、本人の行動の意味を推理し、本人の気持ちを推測することが重要なのです。

　例えば、このJさんの場合を見ていきましょう。

1. 缶コーヒーを買いに行こうと家を出て、近所の自販機に向かう（当たり前の行動）
2. 自販機に向かう途中で、外出の目的自体を忘れる（中核症状の近時記憶障害）
　（近時記憶障害の問題があるため、①のように、帰宅後に外出の目的を聞くことは無意味なことが多い）

患者・家族からの質問に答える技術

3. 歩いている間に道に迷ってしまう（視空間認知の障害）

4. 周りの人に道を尋ねずに、家からどんどん遠ざかる方向に歩いて行ってしまう（判断力の低下、不安感、人に道を聞くと「ボケてると思われないだろうか、という心配」からの取り繕い）

5. 隣町の警察官に補導される

　私たちには、「タバコを買いに行く」「外の空気を吸いたい」「公園に散歩に行く」などと外出の動機があります。それと同じように認知症の人が持っている、外出したい気持ち自体を抑えつけることはできません。ですから③④の対応はナンセンスです。

　しかしながら、予期しないほど遠くに行ってしまわれたり、隣町の警察官に補導されたりすることなどが続く場合、家族がいつも見過ごしているわけにもいかないでしょう。時間がある場合は、ある程度、散歩に付き合う姿勢も重要です。

　「親の介護のために、徘徊にしょっちゅう付き合わないといけないなんて、疲れるし面倒！」という考えを少し修正しましょう。例えば「親の徘徊に付き合うと自分の毎日の運動が確保できる」と考えてみましょう。また、「こんな機会がなければ散歩なんてしないだろうな」と考えてみる——メタボ予防と介護の一石二鳥です。

　家族が何らかの事情で仕事の手が離せないときに、本人に外出（徘徊）されてしまいそうな場合、次のような声かけは有効です。

・「まあまあ、お出かけになる前に、お茶でも一杯」と声をかけると、外出を止められ、そのまま外出すること自体を忘れられることもあります。

・「今日は、子どもたち（孫たち）をウチに呼んでいますよ。一緒に料理の準備をして待ちましょう」

・「もう遅いですから、寒いですし、夜道は車も危ないですよ。水戸黄門も始まりますからゆっくりなさってください」

　さらに、先手必勝法もあります。家族が暇なときは、家族側から散歩・ドライブ・外出に積極的に誘うわけです。もちろんデイサービスの利用も有効です。そうして、ご本人の「外に出たい」という本能的・根源的な欲求を満たしてあ

げるのです。

　しかし、いくら上手に対応しても、②の「いつも見張っていて、同行する」ことはできません。無理があります。でも本人は、家族のことなどおかまいなしに1人で出かけていきます。

　本人1人で外出しての長時間の徘徊には、猛暑日であれば熱中症の、真冬日の寒気の中では肺炎の危険があります。また、交通事故に巻き込まれるリスクもあります。ですから、⑥の対応である、地域の「徘徊SOSネットワーク」の利用やGPSの活用をお勧めします。

※GPS：迷子になった時に、地図の上で検索して、すぐに見つけることができます。（セコムが提供するGPSを利用した位置検索サービス「ココセコム」は携帯しやすい軽量・約53g、月額基本料金900円〜）

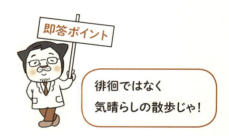

即答ポイント

徘徊ではなく
気晴らしの散歩じゃ！

Q8 先生、おばあちゃん、昼間は安定しているんですけど、夕暮れ時に、ソワソワし始めるんです。どうにかしてください！

　Yさんは86歳の女性です。5年前にADの診断を受けています。現在、息子夫婦の家族と同居しています。昼の間は、情緒も安定していて普通に過ごしているのですが、夕暮れ時になるときまってソワソワし始めます。「そろそろ家に帰らなくては」といって外出しようとするのです。嫁が、「お母さん、何言ってるんですか？ここはお母さんの家ですよ。こんな時間からお出かけされては困ります」と引き留めようとすると、すごい剣幕で、毎夕、出かけてしまいます。家族はどのように対応すればいいのでしょうか？

①外出の理由を聞いてみる
②出ていかないように説得する
③家に鍵をかける。抑制する
④一緒に買いものに行ったり、晩御飯の支度をしたりする
⑤ナイトデイサービスを利用する

　「徘徊」と称される外出には規則性があるものもあります。このYさんの場合もそのようです。Yさんは夕方になると落ち着きがなくなり、「家に帰ります」という"帰宅願望"という症状が現れます。これは、高齢の女性に多いといわれている「夕暮れ症候群」という症状の延長線上に現れる帰宅願望なのです。
　日が暮れ始める黄昏時は、誰もが心寂しくなる時間帯ですが、認知症の人は、特にこの"黄昏感・寂寥感"が強いようです。むろん、その思いは本人それぞれで千差万別ですが、夕暮れ時の規則正しい外出の裏には、往々にして隠れた動機——その人の若い頃の暮らしぶりのこと——が隠されている場合があります。

①の対応のように、外出の理由を何とか突き止めて、その理由に共感することから始めましょう。本人の強い動機から生じる行動をむげに否定する②や③ではうまくいかないことが多いようです。

子育ての経験がある女性には、「子どもが帰ってくるので、早く帰って食事の支度をしないといけない」という思いがしみついています。この母親としての、主婦としての責任感が夕暮れ症候群につながっている場合があるのです。

もし本人に、このような思いが心の奥にあるために帰宅願望が出ている場合は、家族の人は、「分かりました。では今日は、一緒に晩御飯の支度をしてからお帰りください」と言ってあげてみてください。本人に、夕飯作りの役割を与えることによって、いつのまにか、帰宅願望が薄らいで、ここが自分の家だったという気持ちを取り戻すかもしれません。

どうしても外出されたがるときは同伴して、近所のスーパーに買い物に行って、何かを買って、「さあ、Yさんの家に一緒に帰りましょう」と同じ家に帰ってくれば解決する場合もあります。

そうはいっても、毎日のように現れてくる夕暮れ症候群に、家族だけで対応するには無理があります。最近では、デイサービスの中でも、夕方の時間帯にも対応してくれるナイトデイサービス（16時～20時などで、ニーズが高い）を施行してくれる介護施設も増えてきました。有効活用してください。

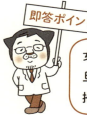

即答ポイント

女性の夕方は、昔から忙しい。子どもや旦那が帰ってくるまでに、食事の用意・掃除をきちんとこなしておかなければ！

Q9 先生、グループホーム入所中の Gさんをお風呂に入れてください！

　私が相談にのっているグループホームの若い女性スタッフMさんが、ある日、私のクリニックまでわざわざ相談に来ました。相談の中身は、認知症でグループホームに入居中のGさんのことでした。

M「私が担当しているGさんが不潔で困っています。いくら促しても、風呂に入ってくれないし、歯も磨いてくれないんです」

私「そうか、それは困ったね……Gさん、ご飯はしっかり食べられて、夜はちゃんと寝てられるの？」

M「そういうことは大丈夫なんですけど、とにかく清潔にしてくれないんです」

私「食事も睡眠も問題ないんだったらそれでいいじゃないの。よく、人間は風呂に入らなくても死なない、っていうじゃない」

M「お風呂に入らないとダメですよ、臭いから！」

私「君のような優秀なスタッフが頑張ってもダメならキビシーね。風呂は諦めて、体を拭くか、シャワーで対応するかしかないよね」

M「でも、湯船につかったほうが気持ちいいに決まってるじゃないですか！ 私はGさんのためを思って手助けしているのに、Gさんは逆切れして、『うるさい！ バカヤロー！』なんて私を怒鳴るんですよ。もう、やってられないですよ」

私「わかる、わかる、その気持ち。でもGさんは君がいないと困るんだから、頑張ってあげないとね。ところで、どうしてGさんはお風呂に入ったり、歯を磨くのが苦手になったんだろうね？」

M「それは、認知症のせいだと思いますよ」

私「さすが！ その通り！ 認知症では、お風呂に入ったり、歯を磨くというような、われわれが普段、無意識にやってる日常生活の動作ができなくなってしまう。例えば、歯を磨こうとすると、歯ブラシを出して、歯磨き粉を歯ブラシに付けて……というように手順を踏んでいくわけだけど、認知症ではそれができなくなる。手順を想定して、段取り通りに物事を実行する脳機能を、『遂行

実行機能』と呼んでいることは、この前の講演で話したよね」
M「はい、伺いました。でも、お風呂に入ることは気持ちいいことだし……」
私「君がインフルエンザにかかって40℃の熱が出ている時に、お風呂に入ったり、歯を磨いたりしても気持ちいいと思う？」
M「そんな状態の時にお風呂に入る人なんかいませんよ。でも先生、インフルエンザにかかって高熱が出ているというのは、いわば非常事態ですよね。そういう時には当然、数日間風呂に入らなくてもいいですが、普通は清潔にしていないとダメですよ」
私「実は、Gさんはいつも非常事態なのかもしれないよ。君だって熱があってしんどい時に、テンションの高い人に、風呂に入れとか、歯を磨けとか言われたらキレるかもね」
M「……」

以上の会話で少しはMさんのお役に立てたかどうかは自信はありません。ただ、MさんがGさんのことを思って頑張ろうとしているように、私もMさんのために頑張っているつもりなのです。

この会話で述べている通り、認知症では「視空間認知の障害」や「遂行実行機能の障害」が起きるために、健常者であれば簡単にできる日常生活の動作を行うことが難しくなり、疲労や苦痛を感じるものなのです。

昔、ドリフターズのいかりや長介さんが番組の最後に毎回、「風呂入れよ！」「歯を磨けよ！」と叫んでいました。あれは、番組を観ている子どもたちに親近感を抱いてもらうための"ギャグ"的なものだったわけですが、同時に、子どもたちに清潔感・みだしなみ・社会性などを身につけさせるための呼びかけだったと思います。家庭だけでなく、こうしたテレビ番組や学校、地域での道徳・エチケットマナーなどによる刷り込みもあって、私たちは、「人間らしい清潔さの大切さ」の価値観や常識を自分の中に形成してきています。

しかし、こうした"道徳教育"は子どもたちになされるべきであって、認知症になるまでは私たちの社会を支えてきた方々に押し付けてはいけないと思い

ます。認知症になった人に私たちの常識や価値観を当てはめてはいけないのです。

　足の骨が折れている方に、いつものように歩くことを求めてはならないのと同じように、認知症の人を自分の常識や価値観に当てはめようとするのではなく、その人の状態を推測して、自分のほうが変わってみることによって、認知症の人を介護している人の"介護力"はひと皮むけるのです。

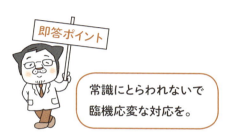

Q&A こんなときどう話す？

Q10 先生、夜寝てくれません。

　Sさん（77歳・男性）は、レビー小体型認知症と診断されています。最近、夜更けに家でゴソゴソしていることが増えてきました。外出したり、大きな声を出して騒いだりはしないのですが……朝、起きてみると、冷蔵庫から出された食べ物がテーブルに散らかっていたり、タンスから出された衣服が玄関に置いてあったり、というようなことが頻繁に起きるようになりました。このままでは、夜中に階段から落ちたりして怪我をするのではないかと心配です。どうしたらよいのでしょうか？

①睡眠導入剤を利用する
②精神安定剤を利用する
③抗うつ剤を利用する
③どうして眠れないのかを推察する
④昼夜逆転していないかどうかチェックする
⑤デイサービスを利用する

患者・家族からの質問に答える技術

　認知症の人の困った症状に遭遇したときには、その場しのぎの対応をするのではなくて、どうしてその症状が出現するのか、その理由を推理してください。①や②のような"付け焼刃"的な対応は、事態を解決できないばかりか、かえって悪化させる危険性さえあります。
　認知症の高齢者の不眠症の場合、ダントツに多い原因は④の昼夜逆転です。特に、レビー小体型認知症では、昼間の覚醒レベルが低下しているために、知らず知らずのうちに昼間にたっぷり睡眠をとっている場合があります。
　この昼夜逆転については、レビー小体型認知症の人の家族は特に注意しなければいけないことがあります。というのは、レビー小体型認知症の人は、昼間に目を開けていても、脳が眠っていることがよくあるのです。ですから、ウチの父は昼間に布団かベッドに横になって昼寝するようなことはしていないし、

162

昼間はほとんどコタツに入ってテレビを観ているので昼夜逆転はない、ウチは心配ない、と思っていても、テレビを観ながら長時間眠っていて、昼夜が逆転している場合があるのです。

どうやら、Ｓさんはこのパターンだったようです。家族も、日中、Ｓさんが居眠りしないように絶えず見張っているわけにはいきません。だから分からなかったのですが、Ｓさんは、日中、かなりの時間居眠りをしていたのでした。

前述したように、レビー小体型認知症の症状には「覚醒レベルの低下」というものがあります。昼間に覚醒レベルが低下すると、かなり刺激的な出来事がない場合、日中にもかかわらず、脳は睡眠モードに入ってしまうのです。つまり、昼間に十分な睡眠をとってしまったために夜眠れず、それでゴソゴソして起きていたのです。

Ｓさんの場合の夜中ゴソゴソですが、眠れないので手持ち無沙汰のために食べたり着替えたりしていた、ということでした。こういう場合は、昼間の生活を充実させるのが最善です。⑤のように、デイサービスを有効利用して、昼間の睡眠を何とか減らす努力をすることが必要でしょう。

レビー小体型認知症では、本人が夜に眠れない原因として、別のケースもあります。というのは、この認知症の場合、夜の幻視や妄想が怖くて眠れないこともあるのです。その時には、「夜、泥棒が食堂に入ってくるから見張っていないといけない」「近所の犬がウチの冷蔵庫を荒らしに来る」などと言います。

このように、本人が、夜中に起きている理由を話してくれている場合は対応しやすいのです。しかし、本人が夜間一人で行動して、次の日には、「近時記憶」の障害が原因で何も語ってくれない場合もあります。このような時は、夜中に本人が置かれた状況を家族が推理しなくてはいけないでしょう。

幻視などが不眠の原因となっている場合は、ご本人に安心感を与えてあげることが大切なので、薬の量を微調整することが必要です。筋弛緩作用が少ない睡眠薬や NaSSA が有効です。

即答ポイント

不眠の原因は、昼にウトウトしすぎている昼夜逆転が多い。
昼間に活動性を上げるデイサービスなどを利用しましょう。

Q&A こんなときどう話す？

患者・家族からの質問に答える技術

Q11 どんな脳トレが最善？

「父にはどんな脳トレをやらせたら、認知症の進行を止められますか？」

これは、かかりつけ医が比較的よく受ける質問です（P.116 コラム⑩参照）。

①今まで通りのゲートボールに
②クロスワードパズル
③計算ドリル
④家事の手伝い
⑤認知症対応のデイサービスで日替わりメニュー

A

　一昔前に「脳トレ」なるものが大流行しました。一体、あのブームは何だったのでしょうか？「脳トレ」は認知症予防にも有効ということで、介護の現場でも「脳トレドリル」が取り入れられてきました。しかし、脳トレが、認知症の人の生活の質の向上に役立つというエビデンス（科学的な根拠）は、まったくありません。

　アメリカの研究者たちが脳トレの効果について、大規模な"前向き研究"を行いました。その結果、脳トレは、認知機能の向上に対してまったく無効であるというデータも出たのです。

　②のクロスワードパズルと③の計算ドリルは、本人が楽しく喜んでやられているのであれば問題ありません。例えば、もともと計算をするのがお好きだったり、お孫さんと競い合ったりして、家族だんらんの一環として、ということであれば。しかし、本人が「こんなことやりたくない」と思っているのに、脳トレを強制するのは、効果がないどころか有害です。

　私たちの認知機能は、人とかかわって心が触れ合ったり、自分の役割を意識したりするときに活性化するのです。ですから、楽しくやれるのであれば①のゲートボールが良いでしょう。不自然な脳トレよりも、今まで楽しんできたゲートボールを続けるのが良いに決まっています。

しかし、認知症が進むと、大抵、今まで趣味で通っていたゲートボールやカラオケに行かなくなってきます。なぜなら、遂行実行機能が低下するため、着替えて、外出して、規則に従ってゲームをする（または歌を歌う）、という行動をするのにとても疲れてしまうからです。さらにもっと大きな原因は、今までのように、人との当たり前のコミュニケーションができなくなるからです。例えば、会話一つとっても、会話自体が成立しなくなります。以前、友人と話題にした内容を、次に会ったときにはすっかり忘れているからです（近時記憶に問題があるからなのですが）。そうなると人間関係がぎくしゃくします。

ゲートボールも、以前は上手だったのに、だんだんとうまくできなくなるので自尊心が傷ついていきます。このようなストレスが積み重なっていって、次第に、ゲートボールに行くことを嫌がるようになるのです。こうした深刻な問題がある人が、「前みたいにゲートボールに行きなさい！」と言われることは拷問を受けているようなものです。

もちろん、ゲートボール仲間が認知症に対する理解があって、本人の認知症を受容した上で対応してくれる――たとえば、家まで迎えに来てくれるとか―――のであれば、ゲートボールを続けることは可能かもしれませんが、そこまでしてくれる仲間に恵まれるケースは少ないでしょうから、本人が楽しめて自尊心をとり戻せる、ゲートボールに代わりうる趣味を、家族が考えてあげなければならないのです。

その場合、どのようなエクササイズが良いのでしょう？　計算ドリルやクロスワードパズルなどの「脳トレ」がこのエクササイズに適さないのは、それらは孤独で反射的な脳トレであり、「人と触れ合う要素」や「人のためにもなる要素」「自分の存在を示す要素」に欠けているからです。

わたしたちの認知機能は、「自分らしさを出せるとき」「自分の役割を認識できるとき」「人の役に立てるとき」に最も活き活きするのです。

例えば、家事などを積極的に手伝っていただく視点のエクササイズなどは最適です。遂行実行機能が低下している場合、本人自身で計画をして段取りをして、手順良く家事をこなしていくことは困難でしょう。しかし、家族のさりげない手助けさえあれば、家事でできることはいっぱいあるはずです。本人ができなくなったことを嘆くより、本人に残存している機能を見つけ出して、本人ができることを引き出してあげる視点が重要です。

Q&A こんなときどう話す？

患者・家族からの質問に答える技術

私の患者さんに銀座の寿司屋の大将がいます。少し遠いのですが、東京から岐阜の私のクリニックに、月に1度、通院しておられます。認知症を発症して、仕事に支障が出て、ご家族の判断で、いったんは、店に出ることを引退していました。客商売なのですから跡継ぎの判断も適切だったといえるでしょう。しかし、いまだに、その大将に握ってもらって何気ない会話を交わすことを楽しみにしているファンがいるのです。ネタの仕入れや仕込み、そして本番の握り、おあいそなど、寿司屋の業務にもさまざまな過程がありますが、その大きな流れや衛生上の問題には跡継ぎが目を光らせて、大将は、カウンターの後ろでデーンと構えてもらっていれば良いのです。跡継ぎには申し訳ないですが、まだまだ、大将の立ち振る舞いのほうが、オーラがあります。大将が立っているだけで、店に華があるのです。さらに、寿司を握ったりする行為は、「手続き記憶」といって身体で覚えている記憶で、認知症になっても残る機能です。実際、大将の握り自体の技は、跡継ぎに負けていません。ただし、おまかせのネタの順番や客のお好みの注文は覚えられないので、アシストがさりげなくネタを用意してあげればよいのです。握る相手も、大将が認知症であることを了承しているファンのみに限定すればよいのです。私も上京する時には、大将に握ってもらうことを楽しみにしている一人です。店に復帰して自分の立ち位置・自分の役割を全うしている大将は、自宅でのBPSDが軽減したと聞いています。

　自宅では、認知症の人の残存機能を利用して、家庭の中での役割を持っていただきましょう。「洗濯物を取り込んで、たたんでもらう」「えんどう豆の鞘をとってもらう」など、どんどんお手伝いをしてもらいましょう。そして手伝ってもらったことに感謝の意を表してあげてください。というのも、自分の役割を認識して、少しでも家族の役に立っていると感じられている人（本人）の場合は、BPSDはそんなにひどくならないようです。

　しかし、毎日毎日、本人に家庭内の役割を果たしてもらい、その間ずっと目を光らせるのは物理的に不可能でしょう。週に2〜3回は、ぜひ、デイサービスを利用してください。

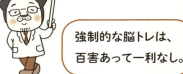

即答ポイント

強制的な脳トレは、百害あって一利なし。

Q12 うちのは軽症だし、介護保険とか無縁ですよね?

「先生のクリニックの医療コンシェルジュ（院内ガイド役）が、介護保険の申請とデイサービスの利用を勧めてくれたんですけど、父の認知症は軽症だし、世話女房の母が、かいがいしく父の面倒をみています。父はまだ農作業もしています。デイサービスなんて早すぎるんじゃないですか？」という相談を受けました。このケースの場合、家族はどのように対応していくべきなのでしょうか？

①その通り、まだ早い
②まずは、介護申請をしてケアマネジャーと今後のプランを立てる
③家の生活が中心でよいが、デイサービスも組み込む
④デイサービス中心の生活に切り替える
⑤ショートステイを利用する

A

これも非常に多い質問です。こうした質問に対して私は、私のクリニックでも私が書いた本の中でも「家族のどなたかが『認知症』と診断された場合は、認知症の症状がどんな程度であっても、家族構成がどのようであっても、まずは、介護保険の申請をして介護認定を受けてから、自分の地域の評判の良い居宅介護支援事業所（介護施設）を探して、そこのケアマネジャーに相談して、デイサービスなどを有効利用するようにしてください」とお勧めしています。

「介護施設」というと、どうしても、かなりのご高齢の方々が車いすに座って、みんなで「青い山脈」を歌っているところ、といったイメージを浮かべる方が多いと思います。実際、利用する本人も家族もそのような印象を持っている場合が多く、「自分には場違いだ」「まだまだ必要ない」「あんなところに行くと惨めな思いをする」と感じてしまわれることがよくあります。

しかし、認知症の場合では介護施設は、重症の方だけではなく軽症の方にもきわめて有効です。例えば、この項の相談者のケースでも同様です。この家族

の場合、認知症の父親を介護するキーパーソン（介護の要となる重要な人）は母親ということになるでしょう。「母親がいつ何時も面倒をみている」「母親がいれば大丈夫」ということでしょう。しかしこの場合は、私としては、「もし、母親がいない場合はどうされるのですか？」と言葉を返さざるを得ません。

「老老介護」の場合、家族としては考えたくないことかもしれませんが、介護しているほう（この項の相談例の場合は母親）の身に、いつ何時、何が起こるか分かりません。風邪をこじらせたり、転倒して骨折したり……いつ入院する必要が出てくるか分かりません。もし、そうなった場合、急に物心両面の支えを失ってしまうことになる認知症の人は、その瞬間から調子が悪くなってしまいます。家族が、その時になって急にヘルパーさんや施設のスタッフに介護を頼んでみても、その認知症の人との日頃の信頼関係がまったくなく、ゼロからのスタートになるわけですから、対応がうまくいく確率は高くないのです。

認知症の介護とは、常日頃から"非常事態"を想定して、"保険をかけておく"べきなのです。この家族の場合、母親が元気な今のうちに、ふだんから介護施設のスタッフと緊密な連携をとるようにして親密になっておいて、母親に何か起こった場合には、施設のスタッフが父親の介護にかけつけてくれるという関係を構築しておくべきです。

まずは②を行ってください。そして、週1回でもよいので、デイサービスに通っていただければ最善です。いくら農作業が趣味だといっても、厳しい寒さが続く冬季や、うだるような暑さが続く夏季に農作業を行うことは困難ですから、その時季には農作業を休んでもらって、デイサービスに通うようにしてください。デイサービスであれば、一年中コンスタントに心身のエクササイズが可能になります。

それに、いくら世話女房だとは言っても、家族は母親の介護負担を減らす視点も持たなければなりません。週に1回本人がデイサービスに行ってくれれば、その日は母親は一人になる時間を持つことができるので、リフレッシュできると思います。そうすることによって、日々の生活にメリハリがつき、よりいっそう充実した優しい介護ができるようになります。

このケースのように、本人が身の回りのことはほとんどできる軽症の人で、配偶者の介護疲労が少ない場合は、③の考え方で良いと思います。

認知症が進行してきたら④⑤に切り替える必要が出てくるかもしれませんが、

その場合でも、今までに構築してきた、ケアマネジャーやデイサービスのスタッフとの人間関係があれば、切り替えをスムーズに行うことができます。

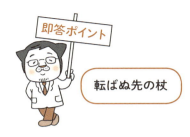

Q13 介護保険を利用するにはどのようにしたら良いのでしょうか？

A

Q12で介護保険の利用は「転ばぬ先の杖」で、先手を打って、患家にお勧めするのがベターであることを記しました。しかし、家族によっては、手続きが煩雑であると誤解して、踏み出せない場合が多いのです。このような場合は、先生のクリニックがその支援をしてあげてください。ご多忙な先生方に代わり、介護保険の申請や利用の仕方について、家族に説明できる看護師や事務員（医療コンシェルジュ）を育成しておいてください。

以下に、介護申請の手順と、その際のポイントについて記します。

申請

ご家族が介護保険被保険者証（本人が40〜64歳の場合は医療保険被保険者証）と認印を持って市区町村の役所に行き、介護保険窓口に置いてある「介護認定申請書」に記入して提出するだけです。

訪問調査

　申請が終わると、日常生活や心身の状況などを調査するために、「訪問調査員」が利用者本人のところへ出向いて以下の調査が行われます。
・現況調査（サービスの状況、環境等）
・基本調査（心身の状況、特別な医療、廃用の程度）
・特記事項（基本調査では処理できない場合の介護の必要性を記述式で記載する）
　ここでの、家族へ授ける作戦ポイントを記します。訪問調査時に、必ず家族が同席して、認知症による生活の支障（困っていること）を的確かつ確実に調査員に伝えることが重要です。
　調査票は、主治医意見書とともに、要介護度認定の結果を決定づける重要な要素です。調査員を目の前にした高齢者が、普段できないことまでがんばってやってみせたり、「できる」と言ったりするというのはよく聞く話です。本人を傷つけないようにする配慮は必要ですが、家族は日常のありのままを調査員に知ってもらわなければなりません。修正や補足の必要があれば、きちんと伝えましょう。本人を目の前にして言いにくいことを伝えるには、前もってメモなどを書いておき、調査員に見てもらうのも一つの方法です。

かかりつけ医（主治医）の意見書

　家族には、最初の書類の主治医の項目に、先生の名前を記入するように指示するだけでOKです。訪問調査の結果を受け、申請者の状況について、医師に対して医学的な立場から「意見書」の作成依頼が届きます。

　ここでの先生方のポイントは、認知症の重症度や「生活のしづらさ」を的確に記入することです。さらに、審査では、最後の主治医の特記事項の書き込みが重要になります（私も認定審査会で、目の当たりにしています）。MMSE（Mini-Mental State Examination）や他人との接触では、軽度レベルの認知症でも、この書き込みによって介護レベルが上がることが期待できます。デイサービスなどのフルな利用が望ましい根拠として、家で、「もの盗られ妄想」や「暴言暴力」があり、家族が疲れ果てている状況を、確実に記すことが重要です。

介護認定審査会（審査・判定）

「訪問調査」と、「かかりつけ医（主治医）の意見書」をもとに、医療・福祉・保健などの専門家で構成される「介護認定審査会」が行われます。そこで、申請者の介護の必要性が審査・判定されます。判定内容ですが、介護の必要に応じて次のように分類されます。
◆非該当（自立）
◆要支援1～2：介護予防サービスのみ受けることが可能
◆要介護1～5：在宅介護サービス、および施設介護サービスのいずれをも受けることが可能

ケアプランの作成

上記で「要支援」以上と認定された方は、サービスを受けることが可能となります。介護サービスを受けるためには、ケアマネジャーに、介護サービス計画である「ケアプラン」の作成を依頼します。このケアプランは、市区町村への届出が必要です。ご自身で作成することも可能ですが、ケアプランの作成費用は全額保険給付対象となっており、利用者の自己負担金は一切ありません。

介護サービスの利用

上記で作成したケアプランをもとに、介護サービスを受けることが可能となります。

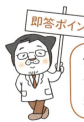

即答ポイント

介護申請の手順はそんなに複雑ではありません。うちのクリニックのスタッフに説明させます。私が主治医になりますよ。ご安心ください。

Q14 何を食べたら良いの?

「母にはどんなものを食べさせたら、認知症が進まなくなりますか?」
これも、私の「もの忘れ外来」で、家族の方からよく受ける質問です。

① ビタミンC・E
② EPA・DHA
③ イチョウの葉エキス
④ 地中海式食事法
⑤ 和食

A

　まず初めに大原則から。それは、脳（頭）は身体とは別なものであって、身体ではない、というイメージがありますが、実は、脳も身体の一部です。ですから、身体に良い健康的な食生活は、認知症にも良いということです。

　日本は現在、アンチエイジング・ダイエットに挑戦している人が多いために、半永久的な健康食品ブームになっています。やれ「ヨーグルトが良い」「納豆が良い」「トマトが良い」「米麹が良い」……などと次々に新しい情報が飛び交います。テレビや新聞でも、サプリメント（栄養補助食品）商品が広告されていない日はないでしょう。

　ただしです、残念ながら、古今東西、特定の食品・サプリメントで、認知症の予防や進行抑制に抜群に効果があるというような夢のようなエビデンス（科学的な根拠）は存在しません。

　そもそも、認知症に限らず、特定の食品やサプリメントが健康に良いかどうかという視点自体がエビデンスの世界になじまないのです。効くも効かないも、まだ実証すらできないのです。なぜなら、さまざまな食品をランダムに口にする人を対象にして、特定の食品やサプリメントの効果を抽出して判定することなど不可能だからです。

　例えば、ビタミンCの錠剤を飲むことが認知症の予防に有効かどうか検証し

ようとする場合、Aグループの70歳の人（1万人）にはビタミンCを飲んでもらいます。そして、Bグループの70歳の人（1万人）には飲まないようにしてもらいます。そして5年後の75歳になった時に、Aグループの人と、Bグループの人はどちらが認知症になった確率が高かったでしょう？　といったことを調査するのは、一見するとエビデンスが出そうな「介入研究」──病気と因果関係があるのではないかと考えられる要因に積極的に介入して、新しい治療法や予防法を試し、これまでの治療法・予防法を行うグループと比較して、その有効性を検証する研究手法──のような感じがします。

しかし、もし、Bグループの中に、やたらとレモンが好きな人が多かったらどうでしょう。レモンには自然のビタミンCが含まれています。じゃあ、レモンを食べるのは禁止すればよいのか？　そんなことをしても、清涼飲料水にも保存料としてビタミンCは使われています。

つまり、AとBの食生活を統一することなんて、到底不可能なことなのです。よって、ビタミンCが認知症予防に効果があるかどうかについてはエビデンスレベルが高い検証はできないのです。だから①②の効果も不明です。

ただし③のイチョウの葉に関しては科学的な検証がなされています。なぜならイチョウの葉の成分は、私たちの通常の食品にはいっさい含まれていないからです。しかし、残念ながらイチョウの葉には認知症予防効果はないことが判明してしまいました。

ただ、私はこれらのものを否定するわけではありません。青魚は、認知症をはじめ、心臓病などさまざまな病気の予防に良いでしょう。青魚が苦手でどうしても食べられない方が、青魚に含まれる成分のDHA・EPAのサプリメントをとることは、物理的にも心理的にも好影響があるでしょう。

私が家族の方にここではっきりと説明したいことは、すでにバランスの良い食生活をなさっている本人の認知症の進行を止めるために、さらに特別に食べたほうが良い食品やサプリメントはないということなのです。

特定の食品では健康に良いかどうかの検証はできないので、アメリカでは、食生活全体をパターン化した検証を行いました。その結果、④地中海式食事法は認知症予防に効果的であるというデータが出ました。アメリカの、肉とチョコレートケーキばかりを大量に食べている人たちが、バランスのとれた地中海式食事法に切り替えると認知症になる危険が減った、ということが分かったの

です。

　地中海式食事法とは、ごはんやパンなどの炭水化物、そして、野菜・魚をバランス良くしっかり食べて、肉を減らす食事法のことで、食事量全体のカロリーと飽和脂肪酸（肉の脂などに多く含まれる成分）を減らすことがポイントです。なぜなら、カロリーと飽和脂肪酸の摂り過ぎは、認知症の危険を高めることが分かっているからです。甘いものが食べたいときには、チョコレートやケーキを我慢してフルーツを摂ることも地中海式です。

　この地中海式食事法は、⑤の和食と非常に似ている食事パターンです。日本人は、アメリカ人と比べると、とても認知症予防に適した食生活をしているのです。ただし和食も注意が必要です。というのは、まだまだ塩分を過剰摂取していますし、乳製品の摂取量が少なすぎるからです。

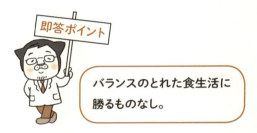

即答ポイント

バランスのとれた食生活に勝るものなし。

コラム⑫

スマホ認知症！？

「先生。わたしは、外出もしたくない。いや、それより自分で物を考えることも億劫なのです」

「おくむらメモリークリニック」の門をたたいた67歳の男性は、そうつぶやきました。

最近、漢字が書けないし、物忘れが激しい。日常生活にも支障を来すようなミスが増えました。認知症を心配した家族が受診を勧めたのです。

しかし、診察で、アルツハイマーらしくない。ピックやレビーでもない。MRIでも病的萎縮は見られませんでした。

この患者さんは、スマートフォン（以下、スマホ）でインターネットを過度に使用し続けた影響もあって、脳が疲労を起こしていたのです。いわゆる、これが"スマホ認知症"（青春出版社の拙著で定義した造語です）。

男性は、これまで典型的なアナログ人間でした。「認知症の予防に」と、面白そうな新聞記事を切り抜いてはスクラップブックに感想を記していました。ところが、スマホを手にするやいなや、「なんて便利なんだ！」と驚きました。新聞記事より、ネットニュースのほうが情報量も豊富です。書店では品切れの本も、カーソルをクリックすれば、翌日には自宅に到着します。お金のかかる旅行をせずとも、一瞬でどんな秘境にもバーチャルで行けます。

自宅に籠り、ネットサーフィン漬けになるのに時間はかかりませんでした。そして、外出も億劫、食欲もない、ひどいうつ症状に陥ってしまいました。ネット、スマホ依存に陥る高齢の患者さんは、知的職業に就いていた方などが多いのです。というのは、知性の高い人間ほど、情報に対してハングリーだからです。北朝鮮や政治問題など世間を騒がせるニュースがあると「把握せねば」、と強迫観念に駆られてしまうんですよ。

そもそも、人が物を記憶するためには、脳内で3つの過程が必要です。一つ目が見聞きや経験をインプットして覚える「記銘」。二つ目が覚えた情報を仕分けして脳の"図書館"へ保管する「保持」、三つ目が"図書館"から必要なものを探す「検索・取り出し」機能です。

もの忘れのタイプは、どの行程が障害を起こすかで決まります。「今朝、ごはんを食べたことを忘れる」といったADのもの忘れは、「記銘」作業の障害。ど忘れや、脳過労によるもの忘れは、「検索・取り出し」機能が落ち

ているだけで、あとは正常。"スマホ認知症"は、このタイプに入ります。

毎日何時間ものネットサーフィンやYouTube、深夜までSNSやネットショッピング……。スマホから脳へインプットされる情報量は桁違いに多いのです。スマホを食事の間も、ベッドでも、トイレでも手放さない生活では、脳の整理、処理が追いつきません。脳の"図書館"は、あっという間にゴミ屋敷へ早変わり。

この男性のように、もの忘れやミスを繰り返す。そして、うつにつながりやすいのです。

1日5分でいいから、スマホから離れて、自然に触れてボーッとする時間を確保しましょう。デフォルトモードネットワーク（P.110）が起動されて、すっきりしますよ。

フランスのファブリゴールらは、「自然と触れ合うことが人間の脳にどのような影響を及ぼすか」という観点に立った疫学調査をしています。彼らは、「ガーデニング」が認知症予防に有効らしいという報告もしています。ガーデニングを日常的にする人たちは、そうでない人たちに比べて47%認知症が軽減した。自然に触れあう習慣によって、認知症が半分に減らせるということです。

索引

【A】

AD……11，22，104，112，120

ADAS-cog……120

ADL……32

ADNI……53

AV block……121

A β ……57，107

【B】

BPSD……108，121，129

BV……34

【C】

CBD……92，97

ChEI……119

CIBIC-plus……118

CJD……87

【D】

DAT-Scan……42

DLB……42，92

DMN……110

DSM……50

DWI……87

【E】

ECD-SPECT……112

emergency dementia……86，92

索引

Evans Index……100
eZIS……112

【F】
FTD……11，30，50，95，97，99

【H】
HDS-R……22，50

【I】
iNPH……60，80，92，95，98

【L】
Logopenic……13

【M】
MCI……23，50，98，109
MIBG……42
MMSE……16，52，121

【N】
NaSSA……131
NIA-AA……108
NPH……61

【P】
PL®……46
PNFA……34
PSP……42，60，92，101

【R】
RBD……45
RBMT　23，53

【S】
SD……34
SEAD-J 53，113
SSRI……51

【T】
TEA……68，71，74
TEA診断基準……72
TGA……68，71

【V】
VaD……104
VSRAD……40，100

【W】
WMS-R……23，52

α-シヌクレイン……42
3S処方……131

【あ】

アキネトン®……42

アマリール®……83

アミロイド（NIA-AA）仮説……108

アミロイドβ（Aβ）……57，108

アミロイドイメージング……109

アミロイドクリアランス……113

アミロイド血管症……97

アモバン®……131

アリセプト®……17，42，119，131

アルゴリズム……119

アルツハイマー型認知症（AD）……11，22，104，112，120

アレグラ®……83

イーケプラ®……69

萎縮のパターン……96，98

一過性全健忘（TGA）……68，71

一過性てんかん性健忘（TEA）……68，71，74

ウインタミン®……131

ウエクスラー記憶検査（WMS-R）……23，52

うつ病性仮性認知症……51，54，86

オルゴール時計症状……33

【か】

拡散強調画像（DWI）……87

ガスター®……42，46

仮面様顔貌……40

「考え無精」……30

完全房室ブロック（AV block）……121

グラマリール®……131

クロイツフェルト・ヤコブ病（CJD）……87

軽度認知障害（MCI）……23，50，98，109

抗認知症（AD）薬……118

高齢初発てんかん発作……72

語義失語……13，35

コリンエステラーゼ阻害薬（ChEI）……52，119

【さ】

ジェイゾロフト®……33，51，56

視空間認知機能障害……42

時刻表的生活……33

失語症……13，31，32，95

ジプレキサ®……131

ジャヌビア®……83

手指テスト……24

心筋シンチグラフィ……42

進行性核上性麻痺（PSP）……42，60，92，101

スマホ認知症……175

生活動作に注目した認知症の重症度分類……122

正常圧水頭症（NPH）……61

精神障害の診断と統計マニュアル（DSM）……50

絶望の病……47

全身の病………44

選択的セロトニン再取り込み阻害薬
(SSRI)……51
前頭側頭型認知症(FTD)……11，
30，50，95，97，99
早期アルツハイマー型認知症診断支
援システム(VSRAD)……40，100
ソラナックス®……83

【た】

第2の認知症……35
大脳皮質基底核変性症(CBD)……
92，97
タウオパチー……13
タップテスト……62，63
他人の手徴候……97
ディオバン®……83
テグレトール®……73，76，129
デパケン®……76
デパス®……42，46，83
デフォルトモードネットワーク
(DMN)……110
てんかん性放電……71，74
ドグマチール®……130
特発性正常圧水頭症(iNPH)……60，
80，92，95，99

【な】

ナン・スタディ……57，66，114
日常生活動作(ADL)……32
認知予備力……47，57，102，115
脳血管性認知症(VaD)……89，104

脳血流SPECT……41
脳腫瘍……87，110
脳動静脈奇形……105
脳トレ……115，168
ノルアドレナリン作動性・特異的セ
ロトニン作動性抗うつ薬(NaSSA)
……131，167
ノルバスク®……83

【は】

パーキンソニズム……45，130
ハルシオン®……42，83
ビ・シフロール®……130
被影響性の亢進……31
皮質下MBs(微小出血)……97
ビタミンB……82
ピック病……34
フィコンパ®……69
振り返り現象……26

【ま】

マイスリー®……131
メマリー®……42，119，130
もの忘れ外来……12，35，60，80，
116
模倣動作……13

【や】

抑肝散……42，131，143，147

【ら】

ラクナ梗塞……105，114

ラミクタール®……69

リスパダール®……42，131

リバーミード行動記憶テスト
（RBMT）……23，53

リバスタッチ®……119，129

リフレックス®……131

リボトリール®……45，130

ルネスタ®……42，131

レクサプロ®……42，56

レビー小体……42

レビー小体型認知症（DLB）……10，
42，92

レミニール®……119，132

ロキソニン®……83

おわりに

　本書をご覧いただきまして、ありがとうございます。

　20年間、暗中模索、認知症診療をやってきた「汗と涙の結晶」が本書です。「おわりに」を記している今、この本を書くために、私は認知症の診療を続けてきたのかもしれない、という不思議な気持ちが込み上げています。

　認知症診療の第一歩は、患者さんと家族の話に耳を傾けて共感することだと思います。そして、本書では、会話を中心とした Human watching から、病態を洞察し、診断や加療の「さじ加減」をする技術を具体的に記してきました。最前線の「もの忘れ外来」では、「はじめに」の繰り返しになりますが、バイオマーカーや特殊な神経画像・大脳心理テストなどは、ほとんど必要ありません。

　高度先進医療が進歩することは、大いに結構なのですが、最近は、患者さんも医者もドライになり、医療現場が、疲弊し停滞していることが心配です。臓器別専門医別医療から全人的医療に舵をきり、「赤ひげ」を復活させる指命が、認知症診療にはあるのかもしれません。「もの忘れ外来」は、近未来の医療の、理想のモデルでもあるのです。

　身近な医師会の「あるある話」で恐縮ですが、医療情勢が厳しい昨今でも、認知症の対応が上手なクリニックは繁盛しがちなのです。一人の認知症の患者さんの背後には、家族など多くの人々が付き添っています。認知症への着実な対応は、クリニックの評判を格段に高める口コミ効果が期待できます。

　では皆さま、明日からも、元気に「もの忘れ外来」をやってまいりましょう。

　　2018年8月　猛暑の岐阜にて　　おくむら memory クリニック　奥村 歩

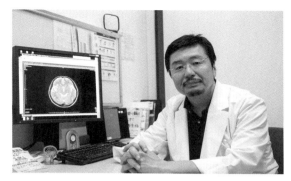

著者紹介

奥村 歩(あゆみ)　おくむらmemoryクリニック院長

1961年12月13日生
1988年　　　岐阜大学医学部卒業
1998年3月　岐阜大学大学院医学博士課程修了
1998年4月　North Calorina Neuroscince
　　　　　　Institute に留学
2000年1月　岐阜大学医学部附属病院脳神経外科
　　　　　　病棟医長併任講師
2008年7月　おくむらクリニック開設
2015年6月　おくむらmemoryクリニック新設
現在、「もの忘れ外来」を中心とした診療を展開している。

主な研究テーマは、高次脳機能障害の脳機能画像解析。

脳神経外科学会(評議員)・日本認知症学会(認定専門医・指導医)他

一般向けに、認知症の理解と対応など、脳の健康を啓発する出版・講演・テレビ出演(最近では、あさイチ・駆け込みドクター・その原因Xにあり・NHK ETV特集・主治医が見つかる診療所など)が多い。
出版では、『ボケない技術』『もの忘れ外来100問100答』など認知症シリーズは累計30万部超。20冊目は『脳の老化を99%遅らせる方法　疲れを脳にため込まない37の新習慣』(幻冬舎)。

本書は小社発行の雑誌『脳神経外科速報』第27巻（2017年）1号〜12号に掲載された連載「『もの忘れ外来』の最前線より かんたん認知症診療」をまとめて大幅に加筆修正し、コラムなどを加えて、単行本化したものです。

ねころんで読める認知症診療
ー「もの忘れ外来」免許皆伝

2018年10月 1 日　第 1 版第 1 刷
2019年 6 月10日　第 1 版第 2 刷

著　者　奥村 歩

発行者　長谷川 素美

発行所　株式会社メディカ出版
　　　　〒532-8588
　　　　大阪市淀川区宮原 3 − 4 − 30
　　　　ニッセイ新大阪ビル16F
　　　　https://www.medica.co.jp/

編集担当　池田信孝／岡 哲也
装　幀　松澤政昭
本文イラスト　藤井昌子
組　版　松澤政昭
印刷・製本　株式会社シナノ パブリッシング プレス

© Ayumi OKUMURA, 2018

本書の複製権・翻訳権・翻案権・上映権・譲渡権・公衆送信権
（送信可能化権を含む）は、（株）メディカ出版が保有します。

ISBN978-4-8404-6577-9　　　　Printed and bound in Japan

当社出版物に関する各種お問い合わせ先（受付時間：平日 9：00〜17：00）
●編集内容については、編集局 06-6398-5048
●ご注文・不良品（乱丁・落丁）については、お客様センター 0120-276-591
●付属の CD-ROM、DVD、ダウンロードの動作不具合などについては、
　　　　　　　　　　　　　　　デジタル助っ人サービス 0120-276-592